20 respuestas para cáncer de estómago

VIVIR MEJOR

DRA. NAYELI ORTÍZ

20
respuestas
para cáncer *de*
estómago

VERGARA

Barcelona · México · Bogotá · Buenos Aires · Caracas · Madrid · Miami · Montevideo · Santiago de Chile

20 respuestas para cáncer de estómago
Primera edición, octubre de 2012

D.R. © 2012, Nayeli Ortíz
D.R. © 2012, Dr. Patricio Sánchez Fernández, por
«Cirugía, ¿en qué consiste y en qué momento
debe realizarse?»
D.R. © 2012, Dra. Erika Ruiz García, por
«Quimioterapia, ¿qué es y cómo funciona?»
D.R. © 2012, Ediciones B México, S. A. de C. V.
Bradley 52, Anzures DF-11590, México

www.edicionesb.mx
editorial@edicionesb.com

ISBN: 978-607-480-352-5

Impreso en México | *Printed in Mexico*

A Catalina†, María Félix y Francisco

Agradecimientos

Agradezco a Dios y a mi familia que ha logrado que me encuentre hoy aquí, en este lugar, en este tiempo, haciendo lo que me gusta y para lo que sin duda fui diseñada.

A mis compañeros y amigos, a todos los que han colaborado en mi formación como persona y profesionista, gracias por creer en mí, por brindarme su apoyo y confianza, lo que me ha fortalecido en este largo camino para lograr ser la persona que soy.

A mis maestros y a cada uno de mis pacientes, gracias por compartir sus conocimientos y permitirme aprender algo cada día, con la intención de llegar a ser un mejor médico.

Y en gran medida agradezco a la editorial por su interés para mantener informada a la población en general sobre los grandes problemas de salud, tales como el cáncer, que en la mayoría de los casos pueden prevenirse o en su defecto detectarse y tratarse de manera oportuna.

ÍNDICE

PRÓLOGO

EL CÁNCER GÁSTRICO es la causa más frecuente de muerte en nuestro país dentro de los cánceres del aparato digestivo. Dentro de los canceres en general, como causa de muerte, ocupa el segundo lugar después del carcinoma del pulmón.

El cáncer gástrico se diagnóstica tardíamente debido a que los síntomas iniciales, generalmente son de poca intensidad y son semejantes a los que se observan en padecimientos frecuentes como: gastritis, úlcera péptica, o trastornos digestivos que se denominaban antiguamente «dispepsia» o «indigestión» y que se trataban de manera empírica sin precisar el diagnóstico.

El médico general y algunos especialistas —cuando él, o los pacientes, no disponían de los medios necesarios para precisar el diagnóstico— se limitaba a dar un tratamiento sintomático para la enfermedad.

En general, debe considerarse como un principio fundamental que cualquier paciente con un síntoma gástrico persistente, que reaparece después de suspender el tratamiento médico y que persiste un tiempo prolongado, está obligado a llevar a cabo un procedimiento de diagnóstico como la endoscopía y, cuando no existe ese procedimiento, enviarlo a donde se pueda practicar o recurrir a la radiología, cuando no hay otro medio, pero con muchas reservas.

Más de la mitad de los cánceres en general se pueden evitar conociendo los factores causales, evitándolos o controlándolos oportunamente.

Dentro de los principales factores está la alimentación, la información de factores virales o bacterianos que pueden provocar los aditivos o sustancias que fueron generados y los hábitos higiénicos y dietéticos que contribuyen a la prevención de varias enfermedades.

En relación con el carcinoma gástrico, como ya menciona la doctora Nayeli Ortíz, se ha confirmado que algunos factores dietéticos como el exceso de sal en los alimentos (alimentos salados, en general, los alimentos ahumados), las dietas deficientes en algunos oligoelementos, o sea en substancias complementarias de la dieta como: los carotenos, la vitamina C, los antioxidantes en general, que se encuentran en la fruta o ciertas verduras.

Una causa muy importante es el *Helicobacter pylori* que fue un factor desconocido hasta principio de los ochenta del siglo pasado, descubierto por dos investigadores australianos, esto constituyó un elemento fundamental como factor causante de cáncer gástrico, plenamente confirmado al investigar la presencia de anticuerpos en la sangre de enfermos que padecieron y murieron de carcinoma gástrico, en sueros conservados durante cincuenta años y estudiados después del descubrimiento del *Helicobacter,* el cual se encontró en el suero de los enfermos con carcinoma gástrico.

La valoración cuidadosa de la sintomatología del paciente, la investigación adecuada del factor causal en los casos de sintomatología persistente de cualquier naturaleza, en relación con el estómago, la sospecha o la determinación de cáncer del aparato digestivo debido a la existencia del *Helicobacter pylori*; de gastritis de cualquier naturaleza, principalmente nodular y con metaplasia intestinal, la existencia de atrofia gástrica, el hallazgo de una tumoración ya sea superficial o francamente apreciable, con toma de biopsia, permite diagnosticar oportunamente la enfermedad.

Considero de gran importancia que se edite un libro de esta naturaleza, que sirva como orientación al médico y al público en general, ya que la prevención y el diagnóstico oportuno de la enfermedad pueden salvar la vida de un hombre sano o de un paciente.

Otro aspecto importante señalado por la doctora Nayeli Ortíz Olvera además de la prevención del cáncer gástrico es el conocimiento del estado y la naturaleza de la enfermedad, y la aplicación de los medios adecuados para su tratamiento.

Asimismo, otro factor señalado por la doctora se trata de conocer los antecedentes del paciente.

La existencia de cualquier padecimiento neoplásico además de los factores ya mencionados, es importante conocer los antecedentes del paciente.

Si bien es cierto que el carcinoma gástrico no es frecuente en forma hereditaria, también existe causa hereditaria.

Claro está que cuando en una familia ha habido también otros familiares con cáncer gástrico. Por ejemplo, se puede dar el caso de que exista Helicobacter por largo tiempo en familias que lo han tenido, o por la dieta que han seguido.

Actualmente, la medicina preventiva constituye en buena parte el éxito de la medicina sobre todo para el futuro, en el que se ampliarán los conocimientos y la forma de evitar las enfermedades.

Felicito sinceramente a la doctora Nayeli Ortíz Olvera por llevar a cabo una obra que puede hacer tanto bien en nuestro país y que debe difundirse ampliamente.

Dr. José de Jesús VILLALOBOS PÉREZ

Dr. José de Jesús VILLALOBOS PÉREZ es profesor Emérito UNAM; Doctor Honoris Causa de la Universidad Paul Sabatier, Toulouse, Francia; Miembro Honorario del Departamento de Gastroenterología INCMNSZ; Miembro de la Academia Nacional de Medicina de México y Autor de *Introducción y principios de gastroenterología*.

Introducción

«La profesión médica es cuestión de vocación», eso me decían repetidamente mis padres, «es una profesión que requiere de entrega absoluta, de mucho estudio y muchos sacrificios». Así lo verían ellos, pero yo tenía una visión diferente pues desde mis primeros días en la facultad he tenido la certeza de que ha sido la mejor elección, pues no veo mi vida de otra manera que siendo una doctora. Como todo al inicio era complicado y difícil pero, eso lo hacía especialmente apasionante. Durante mi segundo año de la facultad descubrí a que me dedicaría el resto de mi vida: Gastroenterología, una especialidad llena de matices que la hacen cada día más atractiva, donde siempre hay algo nuevo que aprender.

Cuando inicié el posgrado en Gastroenterología, viví la experiencia más grata de toda mi carrera, tuve excelentes maestros y compañeros que me enseñaron a disfrutar el aprendizaje, suena raro pero así fue. La mayoría de las veces creemos que la enseñanza es aburrida y plana; sin embargo, yo viví una experiencia diferente y quizá es por ello que aprendí a amar mi carrera y a cada uno de mis pacientes, que siempre me enseñaron algo. Hasta la fecha, no hay un solo día en el que no aprenda algo de ellos, quienes ponen su vida, confianza y esperanza en nosotros.

Cuando me propusieron este proyecto, pensé que sería una excelente oportunidad de ayudar a aquellos que se encuentran en un momento difícil, como son los pacientes que tienen cáncer de estómago, y a sus familiares y amigos. La mayoría de las veces que escuchamos la palabra «cáncer», nos causa temor y desesperanza, mucho de estos sentimientos encontrados son debido a la falta de información sobre el tema. La intención de este libro es la de informar de manera sencilla, pero real y actualizada, sobre el cáncer de estómago; además, conocer los factores de riesgo, las diferentes formas de presentación y tratamiento; y el papel de la familia y amigos en el proceso, entre otros temas.

La medicina preventiva debería ser nuestra meta; sin embargo, en cáncer de estómago aún no es posible implementar medidas de prevención primaria. Pero si logramos crear conciencia acerca del problema, sería un buen primer paso. Así que es momento de cambiar nuestra forma de pensar y de actuar frente al cáncer de estómago.

En la época actual existen numerosos medios en los cuales podemos leer y enterarnos sobre el cáncer de estómago, pero la mayoría de las veces la información es poco comprensible para el público en general. Otros medios de comunicación, como el internet, a veces sólo logran confundir al lector. Las revistas que no son médicas, ofrecen una información no confiable y sólo te pueden hacer perder el tiempo. La opción que te ofrece este libro es la de informarte de manera sencilla y veraz sobre el cáncer de estómago, ayudarte a comprender mejor la enfermedad para participar activamente en la toma de decisiones correctas en cuanto al tratamiento, con la esperanza de vencer a la enfermedad.

El cáncer de estómago es el segundo cáncer más frecuente en el mundo después del cáncer de pulmón. Se observa claramente que la probabilidad de sobrevivir depende de la etapa en que se detecta. La mayoría de los pacientes son diagnosticados en etapas avanzadas de la enfermedad, lo cual limita las posibilidades de supervivencia.

En México, no existe una cultura de salud, ni de prevención. La mayoría de las veces no tenemos interés en conocer las opciones que tenemos para mantener una salud adecuada. Estamos acostumbrados a comer «mal», siempre con excesos en irritantes y potenciales agresores para el estómago. No tenemos el hábito de ir al médico cuando nos enfermamos, no seguimos las indicaciones del médico y echamos al olvido los signos o datos de alarma que ellos nos indican. Es más fácil escuchar y hacer caso de los consejos y remedios que nos dan las personas que nos rodean, sin importar los conocimientos limitados o nulos que tengan en medicina. La actitud prepotente y grosera de algunos médicos tampoco ayuda a generar un cambio. Muchos de estos factores favorecen que el cáncer de estómago ocupe el segundo lugar con frecuencia en todo el mundo.

Si bien, la intención de este libro es informar a la población en general, de manera comprensible y con un lenguaje sencillo, sobre el cáncer de estómago, es necesario que el lector conozca los diferentes aspectos del cáncer de estómago, de manera breve las características y función del estómago, y posteriormente todo sobre la enfermedad.

El **médico gastroenterólogo** es el especialista de primer contacto que, ante los antecedentes o el cuadro clínico, puede iniciar el proceso para un diagnóstico oportuno de cáncer de estómago. El **médico oncólogo** es el especialista en medicina que se dedica al manejo del cáncer, existen varias ramas de la oncología, y cada una tiene una función específica. El **cirujano oncólogo** se encarga de hacer la cirugía para procurar el bienestar del paciente. El **oncólogo médico** se encarga de planear y administrar la quimioterapia. El **radio-oncólogo** se encarga de dar la terapia basada en radiación. Todos ellos forman parte del grupo de especialistas en cáncer de estómago.

¿PARA QUÉ SIRVE EL ESTÓMAGO?

1

EL ESTÓMAGO forma parte del aparato digestivo y es un órgano parecido a un saco que tiene forma de «J». El aparato digestivo está formado por el tubo digestivo y algunas glándulas relacionadas con él: las glándulas salivales, el hígado y el páncreas. Junto con el tubo digestivo, el aparato digestivo se extiende desde la boca hasta el ano.

La función del aparato digestivo es llevar a cabo la digestión. Primero, la fragmentación de la comida en partículas pequeñas, que se logra por la acción cortante y triturante de nuestros dientes, y por la acción del ácido gástrico y las enzimas digestivas. Después, estos componentes se absorben hacia la circulación.

El estómago está en la parte superior del abdomen. El tamaño del estómago y su posición es variable. Repleto puede medir hasta 30 cm de largo y 15 cm de diámetro de costado a costado. En un

> Las **glándulas** son órganos que tienen la función de producir una secreción o sustancia que puede dispersarse mediante la piel o las mucosas.

FIGURA 1. Aparato digestivo

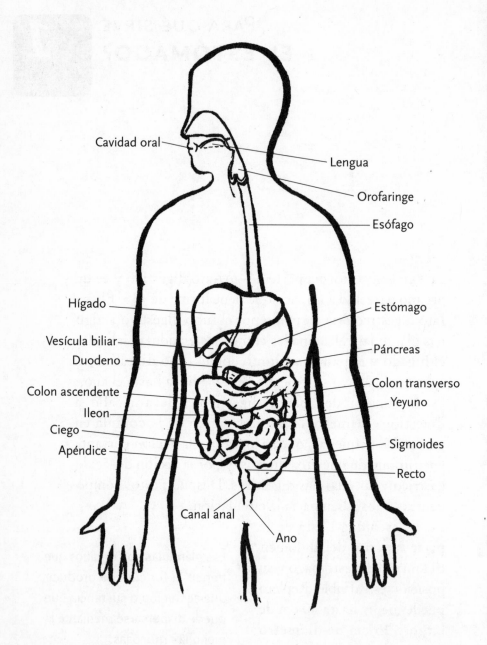

Cavidad oral

Lengua

Orofaringe

Esófago

Hígado

Estómago

Vesícula biliar

Páncreas

Duodeno

Colon transverso

Colon ascendente

Yeyuno

Ileon

Ciego

Sigmoides

Apéndice

Recto

Canal anal

Ano

adulto, la capacidad en condiciones normales es variable, desde 50 ml (vacío) hasta 1 a 1.5 litros, esta variación se debe a las costumbres de cada persona, y sobre todo, a la forma de alimentarse. En un organismo vivo, el estómago tiene la forma de una «J», con el borde superior e inferior, conocidos como curvatura menor y mayor, respectivamente.

El estómago tiene cinco partes:

Cardias: orificio que se localiza en la porción superior del estómago a nivel de la desembocadura del esófago. El cardias permite el paso del alimento y evita el reflujo del contenido gástrico al esófago.

Píloro: abertura por donde pasan los alimentos hacia el intestino delgado. El píloro regula el vaciamiento del alimento del duodeno, que es la primera porción del intestino delgado.

Fondo: es una dilatación de forma achatada, localizada arriba y a la izquierda del cardias (el orificio). Algunas células de esta área del estómago producen ácido y pepsina, una enzima digestiva que ayuda a digerir los alimentos.

Cuerpo: es el área entre la parte superior e inferior del estómago.

Antro: parte inferior (la más cercana al intestino), donde se mezclan los alimentos con el jugo gástrico.

El estómago es un órgano que tiene la capacidad de secretar muchas sustancias que son necesarias para la digestión. Aunque el producto principal de la secreción gástrica es el ácido clorhídrico, el estómago también produce: pepsinógeno, moco, bicarbonato, factor intrínse-

Figura 2. Partes anatómicas del estómago

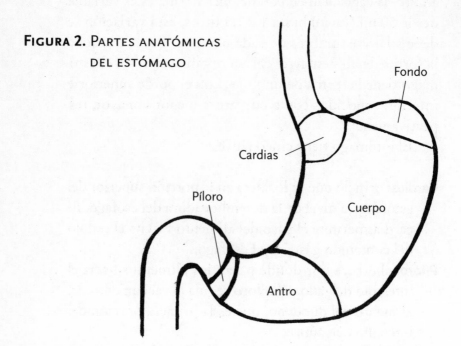

co, prostaglandinas, péptidos reguladores y otros mensajeros químicos.

Los movimientos del estómago tienen diferentes funciones. Después de que comemos, el estómago realiza movimientos de acomodo, los cuales están condicionados por los pequeños cambios de presión del alimento masticado en la cámara gástrica, con la función de fragmentar y mezclar la comida en pequeñas partículas que son liberadas hacia el duodeno (la primera parte del intestino delgado) para su digestión. La capa muscular del estómago es la responsable de la función motora.

El estómago se divide en tres regiones: **1) estómago proximal** que incluye al cardias, fondo y cuerpo; **2) estómago distal** que incluye al cuerpo y antro; y **3) píloro.** Tanto la coordinación de estas tres regiones como el control del intestino delgado regulan que el contenido gástrico se vacíe hacia el intestino delgado.

Es importante que conozcas estos detalles del estómago y sus funciones porque los tumores cancerosos que comienzan en diferentes secciones del estómago pueden producir diferentes síntomas o molestias y pueden tener distintas consecuencias. La localización también puede afectar las opciones de tratamiento. Los cánceres que se originan en la unión gastro-esofágica son clasificados y tratados de la misma forma que los cánceres de esófago. Un cáncer que se origina en el cardias del estómago pero que está creciendo hacia la unión gastro-esofágica también se clasifica por etapas y se trata como un cáncer de esófago.

La pared del estómago está formada por cinco capas: mucosa, submucosa, muscular, subserosa y serosa. A medida que el cáncer crece más profundamente en estas capas, el pronóstico no es tan favorable. La capa más interna o profunda se llama mucosa. Aquí es donde se produce el ácido del estómago y las enzimas digestivas, y donde se origina la mayoría de los cánceres de estómago. Bajo ésta sigue una capa de apoyo llamada submucosa, la cual está cubierta por «la muscularis propia», una capa de músculo que mueve y mezcla el contenido del estómago. La capa externa, subserosa (capa de tejido parecida a una membrana) y la serosa actúan como capas que envuelven al estómago.

¿QUÉ ES EL CÁNCER DE ESTÓMAGO?

2

RECUERDA QUE EL CUERPO se compone por millones de células vivas. Las células normales del cuerpo crecen, se dividen y mueren de manera ordenada. Durante los primeros años de vida, las células normales se dividen más rápidamente para permitirle a la persona crecer. Una vez que la persona llega a la edad adulta, la mayoría de las células sólo se dividen para reemplazar las células desgastadas o que están muriendo, y para reparar lesiones.

Cuando las células en alguna parte del cuerpo comienzan a crecer sin control se origina el **cáncer**. Existen muchos tipos de cáncer, pero todos ellos comienzan debido al **crecimiento sin control de células anormales**. El crecimiento de las células cancerosas es diferente al crecimiento de las células normales. En lugar de morir, las células cancerosas continúan creciendo y forman nuevas células anormales. Además, las células cancerosas pueden invadir otros tejidos, algo que las células normales no pueden hacer. El crecimiento sin control y la invasión de otros tejidos es lo que hace que una célula sea cancerosa. Es decir que todos los tipos de cáncer se originan debido al crecimiento descontrolado de células anormales.

Las células se transforman en células cancerosas debido a un daño en el ADN. Las personas pueden heredar un ADN dañado, pero en la mayoría de los casos, el ADN dañado se debe a errores que ocurren mientras la célula normal se está reproduciendo o por algún otro factor en nuestro ambiente. Algunas veces, la causa del daño al ADN es algo obvio, tales como fumar. Sin embargo, en otras ocasiones no hay una causa clara.

Por otro lado, las células cancerosas a menudo se trasladan a otras partes del cuerpo donde comienzan a crecer y a formar nuevos tumores que reemplazan el tejido normal. Este proceso se llama **metástasis**, el cual ocurre cuando las células cancerosas entran al torrente sanguíneo o a los vasos linfáticos de nuestro cuerpo.

Los diferentes tipos de cáncer se pueden comportar de manera muy distinta; por esta razón, las personas que padecen cáncer necesitan un tratamiento específico para el tipo de cáncer que los afecta.

No todos los tumores son cancerosos. Los tumores que no lo son se llaman **benignos**. Los tumores benignos pueden causar problemas, ya que pueden crecer mucho y ocasionar presión en los tejidos y órganos sanos; sin embargo, estos tumores no pueden invadir otros tejidos, por lo que tampoco se pueden propagar a otras partes del cuerpo (hacer metástasis) y **en muy raras ocasiones ponen en riesgo la vida de una persona.**

> **Neoplasia** es el crecimiento o la multiplicación anormal de las células en un tejido.

Como mencioné antes, el cáncer de estómago o gástrico es una neoplasia de origen epitelial, es decir, un crecimiento anormal de las células epiteliales del estómago, y es la más frecuente del tubo digestivo. Este tipo de cáncer ocupa el **cuarto lugar dentro de los más comunes en todo el mundo,** y es la segunda causa de muerte por cáncer a nivel mundial.

El concepto de cáncer gástrico se refiere a los adenocarcinomas del estómago, que representan un 95 % de los tumores malignos de este órgano. Se distinguen dos tipos de cáncer de estómago: el tipo **intestinal** y el tipo **difuso.** El tipo intestinal surge sobre una metaplasia (cambio o reemplazo) de la mucosa intestinal, predomina en los hombres y en los adultos mayores, tiene apariencia glandular y es más frecuente en las zonas de alto riesgo. El tipo difuso predomina en personas más jóvenes y en zonas de bajo riesgo. Se piensa que los dos tipos pueden tener diferentes causas.

En general, el **cáncer de estómago se desarrolla lentamente durante varios años**. Antes de que se forme un verdadero cáncer, a menudo ocurren cambios precancerosos en el recubrimiento del estómago. Estos cambios tempranos casi nunca causan síntomas por esta razón muchas veces no se detectan.

> Los **adenocarcinomas** son tumores malignos que se desarrollan en la mucosa del estómago.

La forma en la que puede propagarse el cáncer de estómago es diversa. A veces puede crecer a través de los vasos linfáticos y a los ganglios linfáticos. Los ganglios linfáticos son estructuras del tamaño de un frijol que ayudan a combatir las infecciones. El estómago tiene una red muy rica de vasos linfáticos y de ganglios. Si el cáncer se propaga a los ganglios linfáticos, el pronóstico del paciente no es tan favorable. A medida que el cáncer de estómago está más avanzado puede desplazarse a través del torrente sanguíneo y propagarse (metástasis) a órganos como el hígado, los pulmones y los huesos.

Actualmente, llama la atención que **los casos de cáncer de estómago han comenzado a descender así como las muertes causadas por este tipo de cáncer**. A través del tiempo, en casi todos los países. Incluso en Japón, donde las tasas han sido muy elevadas, se observa una declinación de las mismas. Este descenso mundial se atribuye a la refrigeración de los alimentos con lo que se evitan las sustancias conservadoras como aditivos, colorantes, salados, etcétera, y también a que se evita el consumo de alimentos en los que se iniciaron procesos de descomposición. Aun así, este cáncer es el segundo más frecuente en el mundo después del cáncer de pulmón.

En el cáncer de estómago, **la probabilidad de sobrevivir depende de la etapa en que se detecta**. A excepción de Japón, el cáncer de estómago en general está en una etapa (estadio) avanzada en el momento del diagnóstico. En Estados Unidos sólo el 16 % de los casos se detecta en etapa temprana, en los que la probabilidad de estar vivos a 5 años puede superar el 50 %. El resto es detectado en etapas avanzadas donde la probabilidad de estar vivos a un año es poco probable.

Durante 2002, en el mundo se registraron más de 900 mil nuevos casos de cáncer gástrico, de los cuales el 77 % falleció en el mismo año, mientras que en México se registraron más de 8 mil nuevos casos y 6 mil muertes. Datos del INEGI del año 2006 revelaron que el cáncer gástrico representó la cuarta causa de muerte entre los varones (10.4 %) y la quinta entre las mujeres (8.4 %). En algunas áreas geográficas de la república mexicana tienen mayores tasas de mortalidad, por ejemplo, Chiapas (donde mueren 6.4 personas por cada 109 habitantes) en comparación con la ciudad de México (donde mueren 4.5 personas por cada 109 habitantes) y el Estado de México (donde mueren 2.5 personas por cada 109 habitantes).

En Estados Unidos, la Sociedad Americana contra el Cáncer calculó que para el 2011 serían diagnosticados aproximadamente 21 520 casos de cáncer de estómago (13 120 hombres y 8 400 mujeres). Y que morirán a causa de este cáncer aproximadamente 10 340 personas (6 260 hombres y 4 080 mujeres).

El país con mayor frecuencia de cáncer gástrico es Japón. El tipo de cáncer que se localiza en la parte más baja del estómago es más frecuente en Japón, Costa Rica, Perú, Brasil, China, Corea, Chile y Taiwán mientras que los tumores de localización en la parte más alta del estómago son más comunes en el mundo occidental.

Los factores de riesgo asociados son infección por *Helicobacter pylori* (más adelante explicaré este padecimiento), tabaquismo, una ingesta alta de sal y otros factores relacionados con las dietas.

En general, el cáncer de estómago predomina en los hombres, afectando de 2 a 3 hombres por cada mujer. Los grupos de edad más afectados son entre los 60 y 70 años, pero si se considera sólo a aquellos pacientes diagnosticados en etapa temprana, la edad promedio disminuye a los 40 a 45 años. **El riesgo de una persona de padecer cáncer de estómago en el transcurso de su vida es de alrededor de 1 en 114,** pero es ligeramente mayor en los hombres que en las mujeres.

Tipos de cáncer de estómago

Adenocarcinoma: aproximadamente entre el 90 % y 95 % de los tumores cancerosos (malignos) del estómago son adenocarcinomas. Este cáncer se origina en las células que forman la capa más interna del estómago (conocida como la mucosa).

Linfoma: se refiere a los tumores cancerosos del sistema inmunológico que algunas veces se detectan en la pared del estómago. Éstos son responsables de aproximadamente 4 % de los cánceres de estómago. Su pronóstico y tratamiento dependen del tipo de linfoma, es decir, del tipo de células anormales.

Tumor estromal gastrointestinal: estos tumores son poco comunes, y parecen originarse de las células de la pared del estómago. Algunos son benignos, mientras que otros son cancerosos. Aunque estos cánceres se pueden encontrar en cualquier lugar del tracto digestivo, la mayoría (alrededor de 60 % a 70 %) ocurre en el estómago.

Tumores carcinoides: éstos son tumores que se originan de células productoras de hormonas del estómago. La mayoría de estos tumores no se propaga a otros órganos. Los tumores carcinoides son responsables de aproximadamente 3 % de los tumores cancerosos del estómago.

> Como todas las enfermedades, el cáncer de estómago también es clasificado por etapas (estadios) para determinar hasta dónde se ha propagado el cáncer. **La extensión del cáncer de estómago es un factor importante para seleccionar las opciones de tratamiento** y para predecir la expectativa (pronóstico) de un paciente.

La etapa de un cáncer no cambia con el paso del tiempo, incluso si el cáncer progresa. A un cáncer que regresa o se propaga se le sigue conociendo por la etapa que se le asignó cuando se encontró y diagnóstico inicialmente, sólo se agrega información sobre la extensión actual del cáncer. Una persona mantiene la misma etapa de diagnóstico, pero se agrega más información al diagnóstico para explicar la condición actual de la enfermedad.

La etapa de un cáncer de estómago puede basarse en los resultados de los exámenes físicos, las biopsias y los estudios por imágenes **(etapa clínica)** o según los resultados de estas pruebas más los resultados de la cirugía (etapa patológica). La clasificación por etapas se refiere a la etapa patológica que incluye los hallazgos de los tejidos extirpados durante la cirugía. Las etapas patológicas son probablemente más precisas que las etapas clínicas, ya que permiten al médico obtener una impresión directa de la extensión del cáncer.

El sistema que se usa más a menudo para clasificar por etapas el cáncer de estómago en los Estados Unidos y México es el sistema TNM de la American Joint Commission on Cancer (AJCC, por su nombre en inglés). El sistema TNM de clasificación por etapas contiene tres piezas clave de información:

La letra T describe la extensión del tumor primario (qué tan lejos ha crecido hacia el interior de la pared del estómago y hacia los órganos cercanos).

La letra N describe la propagación a los ganglios linfáticos cercanos (nódulos regionales).

La letra M indica si el cáncer ha hecho metástasis (se ha propagado) a otros órganos del cuerpo. Las localizaciones más comunes de propagación a distancia del cáncer de estómago son el hígado, el peritoneo (el recubrimiento del espacio alrededor de los órganos digestivos) y los ganglios linfáticos distantes. Las localizaciones menos comunes de propagación incluyen a los pulmones y el cerebro.

Los números o las letras que aparecen después de la T, N y M proveen más detalles acerca de cada uno de estos factores:

Los números del 0 al 4 indican la gravedad en orden ascendente. La letra X significa que «no puede ser evaluado» debido a que la información no está disponible.

Las letras «is» significan «carcinoma in situ», lo que indica que el tumor está limitado dentro de la capa superior de las células de la mucosa y todavía no ha invadido las capas más profundas de tejido.

Cáncer resecable contra cáncer no resecable

Desde el punto de vista práctico, a menudo los médicos dividen los cánceres de estómago en dos grupos. Los **cánceres resecables** son aquellos donde el médico tiene la evidencia para considerar que se pueden extirpar completamente durante la cirugía. Por otro lado, los **cánceres no resecables** no se pueden extirpar por completo. Esto pudiera deberse a que el tumor ha crecido demasiado hacia órganos o ganglios linfáticos cercanos, ha crecido muy cerca de los vasos sanguíneos principales o se ha propagado a partes distantes del cuerpo. **Los cánceres en la etapa más temprana tienen más probabilidades de ser resecables o curables.**

Probabilidades de supervivencia a cinco años según la etapa del cáncer

Con frecuencia, los médicos utilizamos las tasas de supervivencia como una manera estándar de analizar el pronóstico o la perspectiva de vida de una persona. Es posible que algunos pacientes con cáncer quieran conocer las probabilidades de supervivencia de las personas en situaciones similares, mientras que a otros estas cifras pueden no resultarles útiles, o quizá ni siquiera quieran conocerlas.

La tasa de supervivencia a 5 años se refiere al porcentaje de pacientes que vive al menos 5 años después de su diagnóstico de cáncer. Por supuesto, muchas personas viven mucho más de 5 años (¡y muchas otras se curan!).

Es muy importante saber que los avances en el tratamiento han logrado que el pronóstico sea más favorable para las personas que hoy en día son diagnosticadas con cáncer de estómago.

Con frecuencia, las tasas de supervivencia se basan en resultados previos de muchas personas que han tenido la enfermedad, pero no puede saberse con seguridad qué sucederá en el caso particular de una persona. Muchos otros factores pueden afectar el pronóstico de una persona, tal como su estado de salud general, la localización del cáncer en el estómago y que tan bien responde al tratamiento. El médico tratante puede indicarte cómo estas tasas de supervivencia aplican en tu situación.

La probabilidad de estar vivo a los cinco años del diagnóstico de cáncer de estómago, según la etapa al momento del diagnóstico son:

- Etapa IA 71 %
- Etapa IB 57 %
- Etapa IIA 45 %
- Etapa IIB 33 %
- Etapa IIIA 20 %
- Etapa IIIB 14 %
- Etapa IIIC 9 %
- Etapa IV 4 %

La tasa general de supervivencia relativa a 5 años de todas las personas con cáncer de estómago en los Estados Unidos es de aproximadamente 28 %. Esta tasa de supervivencia ha mejorado gradualmente en los últimos 30 años.

Una de las razones por las que la tasa de supervivencia es tan desfavorable consiste en que la mayoría de los cánceres de estómago en los Estados Unidos se detecta en una etapa avanzada y no en una etapa temprana. La etapa en que se diagnostica el cáncer tiene un efecto muy importante en la expectativa de supervivencia de un paciente.

De acuerdo con las guías clínicas de la Sociedad Británica de Gastroenterología, para saber en qué etapa se encuentra el cáncer de estómago es necesario que se realice lo siguiente: una endoscopia del tracto digestivo superior y una tomografía computada helicoidal toraco-abdominal, aunque en otras guías se ha propuesto que la tomografía torácica no es necesaria si previamente se dispone de una radiografía PA y lateral de tórax normal. Además de estas exploraciones, diferentes guías recomiendan una ecografía endoscópica en casos potencialmente resecables, ya que permite una mejor discriminación de las diferentes capas de la pared gástrica y un estudio pélvico con ecografía o tomografía en mujeres. La resonancia magnética, broncoscopia, laparoscopia o ecografía abdominal pueden ser útiles en determinados casos, aunque no está indicado su uso rutinario. Otras técnicas más novedosas como la tomografía por emisión de positrones con 18-fluorodeoxiglucosa (FDG-PET) pueden ser útiles para anticipar la respuesta del paciente a la quimioterapia preoperatoria. Aunque no existen estudios específicos, la PET-TC probablemente mejora los resultados obtenidos por ambas técnicas por separado, en especial en la estadificación ganglionar y la diseminación a distancia. **La laparoscopia es útil para confirmar la existencia de metástasis hepáticas** o afectación peritoneal cuando existe sospecha tras la práctica de otras exploraciones como la ecografía o la TAC, mejorando la sensibilidad de estas técnicas, aunque no se recomienda su uso rutinario, ya que es una técnica invasiva.

Recuerda que lo más importante es que asistas con un médico especialista, que pueda analizar tu caso en particular y sugerirte lo más adecuado.

¿A QUIÉN LE PUEDE DAR CÁNCER DE ESTÓMAGO? 3

LOS DIFERENTES TIPOS de cáncer tienen diferentes factores de riesgo. Por ejemplo, mientras exponer la piel a la luz solar fuerte es un factor de riesgo para el cáncer de piel, fumar es un factor de riesgo para varios tipos de cáncer.

Sin embargo, los factores de riesgo no lo indican todo. Presentar uno o incluso varios factores de riesgo no significa que dicha persona tendrá la enfermedad. Además, muchas personas que adquieren la enfermedad pueden no tener factores de riesgo conocidos.

Algunos científicos han encontrado que varios factores de riesgo hacen que una persona sea más propensa a contraer cáncer de estómago. Algunos de estos factores de riesgo se pueden controlar, pero otros no. Los factores de riesgo preponderantes son: la dieta, el *Helicobacter pylori* (*H pylori*); y otros como: la situación socioeconómica, las condiciones patológicas locales o radiaciones.

Alimentación

Existe un mayor riesgo de cáncer de estómago en personas que llevan una alimentación que contiene grandes cantidades de alimentos ahumados, pescado y carne salada y vegetales conservados en vinagre. Los nitritos y nitratos son sustancias que están comúnmente en las carnes curadas. Ciertas bacterias, como el *Helicobacter pylori*, pueden convertir a los nitritos y nitratos en compuestos que han causado cáncer de estómago en animales.

Por otra parte, consumir frutas, verduras y vegetales frescos que contengan vitaminas antioxidantes (tal como vitamina A y C) parece disminuir el riesgo de cáncer de estómago.

Nitritos y nitratos: se ha comprobado que los nitratos y sus compuestos derivados aumentan el riesgo de padecer cáncer de estómago. Los nitratos están en pequeñas proporciones en embutidos, pescado ahumado, hongos, tocino, etcétera.

Infección con *Helicobacter pylori:* el *Helicobacter pylori* es una bacteria y su mecanismo de transmisión es oral-oral y oral-fecal; afecta a personas de cualquier edad. El bacilo es capaz de provocar la transformación de las células hasta que se genera el cáncer gástrico, principalmente adenocarcinoma de tipo intestinal. **La infección con *H pylori* parece ser el principal factor de riesgo para cáncer de estómago,** especialmente del cáncer en la parte inferior del estómago. La infección del estómago durante largo tiempo con este germen puede conducir a inflamación (gastritis atrófica crónica) y cambios en el revestimiento interno del estómago (metaplasia y displasia) que pueden ser considerados como precancerosos.

Los pacientes con cáncer de estómago tienen una tasa más alta de infección con *H pylori* que las personas que no tienen cáncer. Aun así, la mayoría de las personas que tienen este germen en el estómago nunca desarrollan cáncer o linfoma. Actualmente, sus mecanismos se comprenden más pero aún es necesario continuar las investigaciones en este campo.

Linfoma del estómago: las personas que han sido tratadas para cierto tipo de linfoma del estómago conocido como linfoma de tejido linfático asociado con la mucosa (MALT) tienen mayor riesgo de padecer carcinoma del estómago.

Sexo: el cáncer de estómago es más frecuente entre los hombres que entre las mujeres.

Envejecimiento: después de los cincuenta años aumenta bruscamente la incidencia del cáncer de estómago. **La mayoría de las personas diagnosticadas con cáncer de estómago se encuentran entre los sesenta y los ochenta años.**

Origen étnico: en Estados Unidos, el cáncer de estómago es más común entre los hispanos-latinos y las personas de raza negra en comparación con las personas de raza blanca que no son de origen latino. Los asiáticos-isleños del Pacífico son los que más padecen este cáncer.

Geografía: el lugar donde vives puede ser importante. El cáncer de estómago es el más común en Japón, China, Europa Oriental y del Sur y América Central y del Sur. **En México es más común en Chiapas.** Esta enfermedad es menos común en África Occidental y del Sur, Asia Central y del Sur, y Norteamérica.

El consumo de tabaco: el hábito de fumar aumenta el riesgo de padecer cáncer de estómago, particularmente para los tipos de cáncer de la sección superior del estómago más cercana al esófago. **La tasa de cáncer de estómago es alrededor del doble para los fumadores.**

Obesidad: el sobrepeso o la obesidad es una posible causa de cánceres de cardias (la parte superior del estómago más cercana al esófago), aunque todavía no está claro que tan contundente es esta asociación.

Cirugía gástrica previa: los cánceres de estómago son más propensos a originarse en las personas a las que se les ha extraído parte del estómago para tratar enfermedades no cancerosas como las úlceras. Esto puede suceder porque hay más bacterias productoras de nitritos. Además, la producción de ácido disminuye después de una cirugía para tratar una úlcera, y puede ocurrir reflujo (regreso) de bilis del intestino delgado al estómago. **El riesgo continúa creciendo hasta por 15 a 20 años después de la cirugía.**

Anemia perniciosa: ciertas células en el revestimiento del estómago producen normalmente una sustancia necesaria para la absorción de vitamina B12 de los alimentos llamada: factor intrínseco. Las personas que no tienen suficiente factor intrínseco pudieran tener una deficiencia de vitamina B12, lo que afecta la capacidad del organismo de producir nuevos glóbulos rojos. A esta condición se le llama «anemia perniciosa». Además de la anemia (bajos recuentos de glóbulos rojos), **existe un riesgo aumentado de cáncer de estómago para los pacientes con esta enfermedad.**

Enfermedad de Menetrier (gastropatía hipertrófica): ésta es una afección en la que el crecimiento excesivo del revestimiento del estómago forma grandes pliegues en el revestimiento y esto causa bajos niveles de ácido gástrico. Debido a que esta enfermedad se presenta en muy raras ocasiones, no se conoce exactamente cuánto aumenta el riesgo de cáncer de estómago.

Sangre tipo A: los grupos de tipo de sangre se refieren a ciertas sustancias que normalmente están presentes en la superficie de los glóbulos rojos y otros tipos de células. Estos grupos son importantes para determinar la compatibilidad de la sangre en las trasfusiones. Por razones desconocidas, **las personas con el tipo de sangre A tienen un mayor riesgo de llegar a padecer cáncer de estómago.**

Síndromes de cáncer hereditarios

Varias afecciones hereditarias pueden aumentar el riesgo de una persona de padecer cáncer de estómago.

Cáncer gástrico difuso hereditario: éste es un síndrome hereditario que aumenta significativamente el riesgo de padecer cáncer de estómago. Esta afección es poco común, pero el riesgo de cáncer de estómago en el transcurso de la vida de las personas afectadas es de aproximadamente 70 % a 80 %. Las mujeres con este síndrome también tienen un riesgo aumentado de padecer un tipo particular de cáncer de seno. Esta condición es causada por mutaciones (defectos) en el gen (E-cadherina/CDH1). **Algunos centros de cáncer pueden hacer pruebas para determinar la presencia de estas mutaciones genéticas.**

Cáncer colorrectal hereditario no asociado con poliposis: el cáncer colorrectal hereditario, también conocido como síndrome de Lynch y es un trastorno genético hereditario que causa un riesgo aumentado de cáncer de colon. Las personas con este síndrome también tienen mayor riesgo de padecer cáncer de estómago. En la mayoría de los casos, este trastorno es causado por un defecto en el gen MLH1 o el gen MSH2, pero al menos otros cinco genes pueden causarlo.

Poliposis adenomatosa familiar: en este síndrome, los pacientes tienen muchos pólipos en el colon así como en el estómago y los intestinos. **Las personas con este síndrome tienen un riesgo significativamente mayor de padecer cáncer colorrectal** y tienen un riesgo ligeramente mayor de padecer cáncer de estómago. Este síndrome es causado por mutaciones en el gen APC.

Antecedente familiar de cáncer de estómago: las personas con varios parientes de primer grado que han tenido cáncer de estómago tienen mayores probabilidades de padecer esta enfermedad. (Los familiares de primer grado incluyen los padres, los hermanos o las hermanas y los hijos).

Algunos tipos de pólipos estomacales: los pólipos son crecimientos no cancerosos en el recubrimiento del estómago. La mayoría de los tipos de pólipos al parecer no aumentan el riesgo de una persona de padecer cáncer de estómago, aunque **los pólipos adenomatosos —también llamados adenomas— algunas veces se pueden convertir en cáncer.**

Ciertos oficios o empleos

Los **trabajadores en las industrias de carbón, metal y hule** (goma) parecen estar en mayor riesgo de desarrollar cáncer de estómago.

¿Cuáles son las causas del CÁNCER DE ESTÓMAGO? 4

El desarrollo del cáncer gástrico es un proceso multifactorial, complejo y de larga evolución. Existen muchos factores de riesgo del cáncer de estómago, pero no se sabe con exactitud cómo estos factores hacen que las células que cubren el estómago se vuelvan cancerosas. **La infección activa por** *Helicobacter pylori*, **junto a factores en la alimentación, ambientales y genéticos favorecidos por un bajo nivel socioeconómico-sanitario,** pueden iniciar la transformación de una mucosa normal en gastritis crónica. En etapas sucesivas se pasaría a la gastritis atrófica (fase final de la gastritis crónica) y en un porcentaje progresivamente decreciente de pacientes a la metaplasia intestinal, displasia y finalmente al adenocarcinoma gástrico. Actualmente, esto se está investigando.

Varios cambios que ocurren en el recubrimiento del estómago, que se piensan son precancerosos (cambio histológico en una mucosa sana que aumenta el riesgo de cáncer), y la elevada incidencia de lesiones precursoras, gastritis atrófica crónica, metaplasia intestinal (el revestimiento normal del estómago es reemplazado por células que se parecen a las de los intestinos) y displasia observadas como estadios secuenciales en el proceso precanceroso están relacionadas con cambios químicos gástricos y su incidencia aumenta con los niveles de PH, nitratos y nitritos en el jugo gástrico.

Uno de éstos es la gastritis atrófica, una afección en la que las glándulas normales del estómago han disminuido o han desaparecido. Además, hay cierto grado de inflamación (las células del sistema inmunitario del paciente dañan las células del estómago). La infección por *Helicobacter pylori* a menudo causa la gastritis atrófica. No se sabe exactamente por qué esta condición se convierte en cáncer.

Otro cambio que pudiera ser también canceroso es la metaplasia intestinal, en la cual el recubrimiento normal del estómago es reemplazado con unas células que se parecen mucho a las células que normalmente recubren el intestino. La metaplasia se puede clasificar según las enzimas intestinales demostrables y el tipo de mucina secretada. La metaplasia incompleta que secreta sulfomucina se considera como una probable lesión premaligna. Las personas con este padecimiento por lo general también tienen gastritis atrófica crónica. No se conoce muy bien cómo ni por qué este cambio ocurre y se convierte en cáncer de estómago. La displasia se considera el precursor usual de la transformación maligna. Esto también podría estar relacionado con la infección por *Helicobacter pylori*.

La infección por *Helicobacter pylori* cobró un interés importante en salud pública desde su identificación en 1983. El *Helicobacter pylori* es una bacteria microaerofílica (que necesita poco oxígeno para desarrollarse), gram-negativa, de distribución mundial. Se considera un factor de riesgo importante para cáncer gástrico de manera particular en mujeres, raza negra e hispanos. La infección por *Helicobacter pylori* se considera que es un cofactor importante en el origen del cáncer gástrico.

Investigaciones recientes han provisto ciertas pistas sobre cómo se forman algunos cánceres de estómago. Por ejemplo, **la bacteria** *Helicobacter pylori,* particularmente ciertos subtipos, **puede convertir las sustancias de algunos alimentos en químicos que causan mutaciones (cambios) en el ADN de las células del revestimiento del estómago.** Esto también puede explicar por qué ciertos alimentos, como carnes preservadas, aumentan el riesgo de una persona de padecer cáncer de estómago. Por otra parte, algunos de los alimentos que disminuyen el riesgo de

El ADN es el químico en cada célula que porta nuestros genes (las instrucciones sobre cómo funcionan nuestras células). Nos parecemos a nuestros padres porque ellos son la fuente de nuestro ADN. Sin embargo, el ADN afecta en algo más que nuestra apariencia.

Algunos genes contienen instrucciones para controlar cuándo las células deben crecer y dividirse. Ciertos genes que promueven la división celular se denominan oncogenes. Otros que desaceleran la división celular o hacen que las células mueran en el momento indicado se denominan genes supresores de tumores. El cáncer puede ser causado por cambios en el ADN que activan los oncogenes o desactivan los genes supresores de tumores.

cáncer de estómago contienen antioxidantes, lo que puede bloquear las sustancias que dañan el ADN de una célula.

Durante los últimos años, algunos científicos han progresado bastante en la comprensión de cómo ciertos cambios en el ADN pueden hacer que las células normales del estómago crezcan anormalmente y formen un cáncer.

También existen genes que producen las enzimas para reparar el ADN cuando éste sufre cambios anormales. Si se pierden o se dañan estos genes, esto puede resultar también en algún tipo de cáncer.

Las anomalías hereditarias de algunos de estos tipos de genes (como expliqué anteriormente) pueden aumentar el riesgo de una persona de padecer cáncer de estómago. Sin embargo, la mayoría de los cambios genéticos que conducen a cáncer de estómago ocurre después del nacimiento. Los cambios genéticos hereditarios sólo son responsables de un pequeño porcentaje de tumores cancerosos del estómago.

¿QUÉ PUEDO HACER PARA PREVENIR EL CÁNCER DE ESTÓMAGO?

5

El mejor tratamiento de cualquier enfermedad es la prevención primaria, es decir, disminuir la probabilidad de que se produzca o se presente. Bajo este supuesto, dado que se desconocen muchos de los factores que aumentan las posibilidades de padecer alguno de los distintos tipos de cáncer, la forma de prevenirlos habrá de ser inespecífica, la mayoría de las veces. Es muy probable que poco a poco se vayan introduciendo medidas más específicas de prevención primaria, como ha ocurrido recientemente con la comercialización de una vacuna frente a la infección por virus del papiloma humano en mujeres, para prevenir el desarrollo del cáncer cervicouterino.

La prevención secundaria del cáncer (cuando no existe prevención primaria o ésta ha fracasado) pasa por la detección precoz y tratamiento temprano de la lesión precancerosa o maligna. El diagnóstico y tratamiento oportuno de la enfermedad permitirán controlarla con mayor facilidad.

La prevención terciaria consiste en actuar sobre la enfermedad cancerosa, cuando ésta ya está bien establecida, con o sin secuelas. Su finalidad es limitar la lesión y evitar un mal mayor. Sin embargo, los tratamientos realizados en esta fase de la prevención son agresivos y mutilantes, y sería deseable no llegar a estas situaciones. Por lo tanto, es evidente que debemos contribuir a establecer medidas preventivas en las fases primarias (sobre todo) y secundarias.

Los principales factores de riesgo del cáncer de estómago aún no se conocen perfectamente. De ahí la dificultad de instrumentar una campaña de prevención primaria con medidas específicas. Lo que se puede hacer es delimitar grupos de alto riesgo: poblaciones que consumen dietas de riesgo (ya señaladas), fumadores y personas de un bajo nivel socio económico.

El principal objetivo de la prevención primaria es educar a la población con respecto a la alimentación: evitar o disminuir las comidas con ahumados, salados u otros procedimientos de conservación química. Al mismo tiempo recomendar el consumo de frutas y verduras verdes que proporcionan vitamina A y C, y alimentos ricos en fibra.

La ingesta adecuada de vitamina C o ácido ascórbico está asociada con un riesgo menor de cáncer gástrico, ya que el ácido ascórbico inhibe la formación de compuestos N-nitroso y retrasa la progresión de las células transformadas.

En modelos animales se ha demostrado que los betacarotenos inhiben el desarrollo del cáncer gástrico.

El ácido fólico favorece la estabilización o la reversión de la atrofia y la metaplasia en pacientes con gastritis atrófica.

> La **metaplasia** es el cambio o reemplazo de la mucosa normal del estómago por otra que puede parecerse a la del intestino.

La información disponible sobre el consumo de ajo, que sugiere un efecto protector, deriva de estudios en los que los resultados no pueden considerarse definitivos, por lo que no puedo recomendarlo de manera absoluta.

Es muy importante que el agua de consumo tenga una buena calidad y deben mejorarse los sistemas de conservación de alimentos.

La obesidad puede que contribuya al riesgo del cáncer de estómago. La Sociedad Americana contra el Cáncer recomienda mantener un peso saludable durante el transcurso de la vida al balancear el consumo calórico con la actividad física. Aparte de los posibles efectos sobre el riesgo del cáncer de estómago, bajar de peso puede prevenir otros tipos de cáncer y problemas de salud asociados con la obesidad.

También es importante el rol del tratamiento antibiótico para erradicar el *Helicobacter pylori*, cuando se comprueba su existencia, esto para prevenir el cáncer gástrico, el beneficio observado es que algunas lesiones no progresan y en algunos casos puede haber regresión de las lesiones que se consideran precancerosas, pero no hay evidencia que disminuya la presencia o incidencia de cáncer gástrico.

Se recomienda eliminar la infección por *Helicobacter pylori* cuando se asocie a una úlcera duodenal, úlcera gástrica, gastritis linfo-nodular, gastritis atrófica, linfoma, adenoma o cáncer gástrico, y en personas que tienen parientes directos con historia de cáncer gástrico.

El uso de aspirina u otros agentes antiinflamatorios no esteroideos (AINE), como el ibuprofeno o naproxeno, parecen reducir el riesgo de cáncer de estómago por lo menos un 25 %. Estos medicamentos también pueden reducir el riesgo de pólipos en el colon y cáncer colorrectal. Sin embargo, pueden también causar sangrado interno grave (incluso fatal) y otros riesgos potenciales de salud en algunas personas. La mayoría de los médicos consideran cualquier reducción en el riesgo de cáncer un beneficio añadido para los pacientes que toman estos medicamentos para otras razones, como para tratar la artritis. No obstante, los médicos no recomiendan el uso rutinario de agentes antiinflamatorios no esteroides específicamente para prevenir el cáncer de estómago. Los estudios todavía no han determinado en qué pacientes, los beneficios de reducir el riesgo de cáncer, sobrepasan los riesgos de sangrado.

El uso de tabaco puede aumentar el riesgo de padecer cáncer de estómago proximal (la sección del estómago más cercana al esófago). El uso del tabaco aumenta el riesgo de muchos tipos de cáncer y es el responsable de aproximadamente una tercera parte de todas las muertes por cáncer en el mundo. Si no usas tabaco, por favor, no empieces a hacerlo. Si ya lo usas y necesitas apoyo para dejarlo, busca ayuda con tu médico.

Se estima que la única estrategia viable para alcanzar el objetivo sanitario de reducir la mortalidad por esta causa, es la implementación de un programa de prevención secundaria mediante la endoscopia selectiva de la población sintomática, que permita aumentar la proporción de casos detectados en fases incipientes.

Estudios observacionales indican que la mayoría de los pacientes con cáncer gástrico, en etapas tempranas, refieren síntomas de tipo dispéptico (dolor leve en la parte alta del abdomen, recurrente, acidez o agruras, con o sin distensión abdominal, náusea o vómito), y no presentan síntomas de alarma (anemia, disfagia, dificultad para comer, pérdida de peso), siendo indistinguible de las personas que padecen enfermedades benignas.

Por su parte, la mayoría de los pacientes con cáncer gástrico avanzado presentan síntomas de alarma como dolor abdominal recurrente, anemia, pérdida de peso, vómito, pérdida del apetito, y de acuerdo a la localización del tumor, dificultad para comer o síndrome pilórico.

En términos generales, el antecedente con mayor asociación, junto al grupo de edad (mayor de 40 años), es el dolor en la parte alta del abdomen, que aumenta o disminuye con las comidas, que se mantiene por más de 15 días y que no responde a las medidas terapéuticas simples habituales, no farmacológicas, como el régimen de alimentación.

¿MI ALIMENTACIÓN INFLUYE EN EL DESARROLLO DEL CÁNCER DE ESTÓMAGO?

6

AL CONSIDERAR que las enfermedades y el cáncer, en particular, se presentan con relativa frecuencia, tanto que se considera la segunda causa de muerte en los países económicamente desarrollados después de las enfermedades cardiovasculares y representa aproximadamente el 25 % de las defunciones, se ha tratado de buscar su relación con factores locales como la dieta. La incidencia de cáncer aumenta considerablemente con la edad y la dieta es la causa principal en al menos una tercera parte de los casos. Existen variaciones en la incidencia de cáncer entre los países menos y más desarrollados. En los países económicamente en desarrollo son más frecuentes los cánceres del esófago, estómago, hígado y cavidad oral, y en los países económicamente desarrollados los de pulmón, colon y próstata.

Se ha demostrado una fuerte relación causal entre algunos tipos de cáncer y determinados hábitos de vida, como el tabaquismo y la exposición a contaminantes ambientales, y también con el consumo de algunos alimentos. Al mismo tiempo, algunos alimentos o nutrientes son protectores frente al cáncer.

El papel que juega la dieta parece especialmente importante en los tumores del tracto gastrointestinal, mama, próstata y endometrio, aunque aún es difícil conocer con precisión cuál es el impacto de la dieta en el origen y desarrollo de los tumores.

Por lo tanto es importante conocer cuál es la función de los alimentos y nutrientes de la dieta, y de qué manera pueden ayudar a prevenir el desarrollo del cáncer en sus diferentes etapas.

Dieta y carcinógenos

En la dieta podemos encontrar diversas sustancias que tienen relación con el riesgo de presentar cáncer:

Micotoxinas: son compuestos producidos por los mohos de algunos hongos durante el almacenamiento del maíz, el algodón y los cacahuetes. Las más conocidas son las aflatoxinas. Las aflatoxinas aparecen en malas condiciones de almacenamiento de cereales y frutos secos y actualmente son los carcinógenos hepáticos más potentes que se conocen.

Compuestos N-nitrosos (nitrosamidas y nitrosaminas): las nitrosaminas se forman como resultado de la reacción entre las aminas de los alimentos y el nitrito sódico que llevan algunos de ellos, especialmente los alimentos curados, para mejorar su conservación. Los nitritos se utilizan como aditivos, pero la vía de producción de nitrosaminas más importante procede de la formación en el tubo digestivo de nitritos a partir de los nitratos presentes en algunos alimentos, como las espinacas.

Hidrocarburos aromáticos policíclicos: están presentes en los alimentos que han sido cultivados en zonas con elevada contaminación ambiental debida a la combustión de derivados del petróleo o del carbón, y también en alimentos que han sido preparados a las brasas o ahumados. Las temperaturas muy altas en la preparación de los alimentos producen ciertas sustancias inductoras de cáncer. Cuando se cocina a la brasa y se alcanzan temperaturas de alrededor de 500 °C se produce la pirolisis de los hidratos de carbono y las grasas, principal causa de la aparición de estos compuestos.

Aminas aromáticas heterocíclicas: se forman mientras se cocinan carnes y pescados, por reacción entre las proteínas y los azúcares.

Carcinógenos naturales: entre ellos están los nitratos de las espinacas, las hidralazinas de las setas o los alcaloides de la papa, pero ninguno de ellos supone un riesgo cuando el consumo de estos alimentos es moderado.

Algunos alimentos pueden aumentar o disminuir el riesgo de presentar cáncer. Por ejemplo, el riesgo es menor en poblaciones con un alto consumo de frutas y hortalizas, pero las causas del cáncer son muy complejas y poco conocidas, y es difícil apreciar la importancia de los distintos componentes de la dieta sin considerar otros factores que pueden contribuir al desarrollo de la enfermedad.

Se ha señalado que hasta un 50% de los cánceres pueden estar relacionados con la dieta, aunque comprobar qué alimento o nutriente puede ser el causante resulta complicado. Es necesario considerar que en ocasiones coexisten en la misma persona varias conductas de riesgo que se suman y aumentan la posibilidad de desarrollar un cáncer. En este sentido, las personas que fuman y consumen cantidades elevadas de alcohol tienen dietas más incorrectas, y todos estos factores pueden potenciar el riesgo de presentar diversos tipos de cáncer.

Alimentos y cáncer

Alimentos de origen animal: está comprobado que las personas que tienen una alimentación con un elevado contenido en carnes presentan un incremento en el riesgo de desarrollar cáncer gástrico. Por lo tanto, resulta importante evitar las carnes preparadas con nitritos. Estos alimentos deberían consumirse sólo ocasionalmente y acompañadas de vitamina C para disminuir los efectos de las nitrosaminas.

Las poblaciones que consumen dietas ricas en alimentos ahumados, salados y adobados presentan con mayor frecuencia cáncer de esófago y estómago. Esto se debe a su alto contenido en hidrocarburos aromáticos policíclicos.

Alimentos de origen vegetal: hay evidencia de que las frutas y hortalizas disminuyen el riesgo de cáncer, entre ellos el de cavidad oral, esófago, estómago y colorrectal. También los cereales actúan como factores protectores de cáncer colorrectal. Se ha informado que los pacientes con cáncer, tienen un bajo consumo de col, brócoli y otros vegetales, y se ha señalado que el consumo regular de este tipo de alimentos se asocia con una reducción en el riesgo de presentar cáncer gastrointestinal y del tracto respiratorio.

Asimismo, la ingesta de fruta en conserva se asocia con un mayor riesgo de cáncer de estómago.

El aumento en el consumo de otros alimentos de origen vegetal como la soja, manzanas, cebollas, tomates crudos, etcétera, se ha asociado con una menor frecuencia de cáncer. Las frutas y verduras contienen vitaminas, selenio, fibra y otras sustancias fitoquímicas («no nutrientes») que tienen propiedades antioxidantes y anticancerígenas. Es importante mencionar que el contenido en licopeno, el pigmento rojo de los tomates, que es un antioxidante muy eficaz y que constituye una posible protección frente al cáncer, desaparece en gran medida después de que se calienta.

Alcohol: hay evidencia convincente de que la ingesta elevada de alcohol aumenta el riesgo de cáncer de cavidad oral, faringe, laringe, esófago, hígado, colon y mama y, posiblemente, también el cáncer de estómago y páncreas. En general, hay una relación dosis-respuesta, es decir que a mayor ingesta de alcohol mayor el riesgo de desarrollar cáncer. Al combinar el alcohol con el tabaco se incrementa el riesgo de desarrollar cáncer de boca, laringe y esófago. La mal nutrición propia de la ingesta abusiva de alcohol implica un mayor riesgo de cáncer en el alcohólico.

Café y té: el café se considera un posible factor de riesgo para diversos tumores, pero también se ha asociado con un menor riesgo de padecer algunos tipos de cáncer como el de hígado. El té (sobre todo, el té verde) reduce el riesgo de tumores malignos por su efecto antioxidante. Sin embargo, el consumo de éstas u otras bebidas muy calientes se ha relacionado con un mayor riesgo de cáncer esofágico.

Nutrientes y cáncer

Determinados componentes de los alimentos pueden modificar el desarrollo de procesos tumorales. Entre ellos destacan las vitaminas A, C y E, el selenio y las sustancias fitoquímicas que tienen la capacidad de inhibir algunos de los pasos implicados en la iniciación y el progreso de los tumores. Sin embargo, también se ha observado que el efecto protector demostrado por algunos alimentos, sobre todo de origen vegetal, muchas veces desaparece cuando se aporta el nutriente de forma aislada como suplemento.

Aporte calórico total: la obesidad se ha relacionado con una mayor incidencia de cáncer de colon, mama y endometrio. En este sentido, parece conveniente luchar contra la obesidad, evitar el excesivo consumo de calorías y de grasa, y aumentar el gasto energético mediante la realización de actividades físicas adecuadas a la edad y condición de cada persona.

Grasa dietética: en general, más que la cantidad total de grasa, lo que tiene mayor interés es el tipo de ácidos grasos. La ingesta de cantidades elevadas de grasa poliinsaturada puede asociarse con un incremento del riesgo para desarrollar neoplasias.

Las grasas con carácter más a favor de la oxidación (pro-oxidante), como los aceites de semillas (girasol, maíz, etcétera), ricas en poliinsaturados Ω-6, favorecerán más el desarrollo de cáncer (pro-cancerígenas), y las menos, como el aceite de oliva, en especial el virgen, disminuyen el riesgo de cáncer (anti-cancerígenas).

También los ácidos grasos poliinsaturados Ω-3, como el aceite de pescado, al regular o evitar la síntesis excesiva de prostaglandina E2 (PGE2), una sustancia que disminuye la respuesta inmune, tienen un papel protector.

Hidratos de carbono y fibra: se ha observado que en poblaciones con alta ingesta de fibra dietética, particularmente la fibra de granos de cereal enteros, sobre todo salvado de trigo, disminuye el riesgo de diversos cánceres, en concreto el cáncer colorrectal y los dependientes de hormonas.

Vitaminas: a mayor ingesta de vitamina C se observa que disminuye la frecuencia de desarrollar cáncer, aunque no está claro si el efecto es directo o se debe al consumo de otros componentes ingeridos paralelamente con la vitamina

c. La vitamina c es un antioxidante eficaz con un papel preventivo en el cáncer de estómago y pulmón.

Incrementar la ingesta de ácido fólico (a partir de fuentes dietéticas o de suplementos) también puede reducir significativamente, el riesgo de distintos tipos de cáncer: de mama, colon, estómago, útero, etcétera. El efecto protector parece más evidente en las personas con mayor riesgo de desarrollar este tipo de procesos. El consumo de preparados polivitamínicos con folato, durante más de 10 o 15 años, disminuye el riesgo de desarrollar cáncer de colon.

En los ancianos no es raro encontrar concentraciones bajas de vitaminas. Dicho déficit se ha relacionado con algunos tipos de cáncer y parece prudente detectarlos y corregirlos como medida preventiva. Sin embargo, la suplementación vitamínica con la finalidad de prevenir el desarrollo de cáncer no está bien definida, pero si puede recomendarse.

Minerales: la deficiencia de zinc se ha relacionado con el riesgo de padecer cáncer y se han encontrado bajas concentraciones de zinc en personas con cáncer. El zinc es un componente que ayuda a estabilizar los componentes de las células del cuerpo (macromoléculas y biomembranas), y también tiene propiedades antioxidantes. El consumo de antioxidantes disminuye el riesgo de cáncer gástrico.

Aunque la relación entre nutrición y cáncer es compleja, parece que algunas vitaminas, como la A, C y E, y minerales como el selenio, con capacidad antioxidante, juegan un papel importante en la reducción del riesgo de padecer cáncer. Los cambios en la alimentación mediante la implementación de una combinación de antioxidantes (betacarotenos, alfatocoferol y vitamina C) como agentes anticarcinógenos podría ser una estrategia adecuada para reducir de manera racional y realista el riesgo de cáncer.

La evidencia que tenemos del efecto protector de los antioxidantes, frente al cáncer y otras enfermedades, lleva a cuestionar la necesidad de reajustar la ingesta recomendada de vitamina C, E y selenio. Actualmente, se ha incrementado la ingesta recomendada de folato, aunque muy pocas personas pueden obtener 400 µg por día de ácido fólico a partir de la dieta porque son pocas las personas que consumen la cantidad de verduras y cereales establecida como aconsejable. Esto hace que en muchos casos sea recomendable la suplementación o el consumo de alimentos fortificados.

En la actualidad no hay suficiente evidencia para proponer una suplementación de vitaminas y minerales en la población general. Hay que tener en cuenta que generalmente es mucho más consistente la relación que se observa entre la deficiencia de un micronutriente y la aparición de cáncer, que el efecto de la suplementación en sujetos «sanos» para la prevención de la enfermedad. Es posible que los pacientes con un consumo deficiente de vitaminas y minerales, pudieran beneficiarse de la suplementación.

En resumen, el único aspecto en el que todos los expertos en cáncer coinciden es que una dieta rica en frutas y hortalizas brinda protección frente al desarrollo del cáncer, probablemente por una acción sumativa y beneficiosa de todos sus componentes. Sin embargo, el efecto protector demostrado por los alimentos mencionados desaparece cuando se aporta el nutriente aislado como suplemento, excepto en poblaciones con una alta incidencia de cáncer.

Fitocomponentes: en cualquier alimento, pero sobre todo en los de origen vegetal, hay además de los nutrimentos (macro y micronutrientes), otros componentes llamados en general «no nutrientes» que pueden tener efectos beneficiosos en el organismo, como la prevención de enfermedades cardiovasculares y algunos tipos de cáncer. Algunos ejemplos son los fitoestrógenos presentes en las leguminosas, los cereales integrales, los guisantes y la soja; los polifenoles del té, la soja, la manzana, la papa; los flavonoides presentes en frutas, verduras y cereales; los isotiocianatos de las verduras de col; los alisulfuros de ajos y cebollas, y los inhibidores de las proteasas presentes en las leguminosas y en el maíz.

Es necesario recordar que se ha observado que un incremento de la cantidad de frutas y vegetales en la alimentación reduce el riesgo de cáncer. La capacidad de prevención parece que está ligada con la presencia de fitocomponentes con potencial antioxidante y anticancerígeno. Por el contrario, la ingesta deficiente de antioxidantes puede ser un factor de riesgo para algunos cánceres.

En resumen, las características de una dieta adecuada o prescrita para la prevención del cáncer y de otras enfermedades debería darse a conocer, no sólo en los foros donde se habla de nutrición, sino también en campañas publicitarias, utilizando todos los medios disponibles como la prensa, la televisión, las salas de cine, los colegios, los lugares de trabajo, etcétera, para hacer consciente a la población.

Para concluir, debemos recordar que existen factores que pueden modificar el origen del cáncer, y que pueden actuar como favorecedores o protectores:

Lo que favorecen al cáncer:

- El exceso energético.
- El exceso de grasas.
- El exceso proteico.
- La insuficiencia de fibra.
- La insuficiencia de vitaminas.

Lo que reduce las posibilidades de padecer cáncer:

- El equilibrio alimentario.
- El consumo de fibra
- El consumo de vitamina C, A y E.

Algunas recomendaciones higiénico-dietéticas que podrían prevenir el desarrollo de cáncer:

- La dieta debe contener suficientes alimentos vegetales (frutas, hortalizas, cereales, especialmente integrales, y legumbres). Es aconsejable un mínimo de 400 g por día de frutas y hortalizas, que proporcionen más del 10 % de la energía. Consumir variedad e incluir cítricos, coles, soja, tomate, ajo y cebolla.
- Los cereales y los tubérculos deben proporcionar al menos la mitad de la energía. Los cereales serán de grano entero. Se aconseja especialmente el salvado de trigo. Es conveniente aumentar el consumo de fibra para mejorar la función intestinal y disminuir el tiempo de contacto de los carcinógenos con la pared intestinal.
- El aporte de energía proveniente de los azúcares debe ser semejante a 10 %.
- Consumir preferentemente pescado o aves, reducir la frecuencia de consumo y la ración de carnes (aproximadamente 80 g) y limitar el consumo de alimentos en salazón, ahumados y curados, y conservas con nitratos.
- La ingesta de grasa debe limitarse a no más de la tercera parte de la energía, con un predominio de grasas insaturadas y hasta el 35 % en caso de consumo mayoritario de grasas monoinsaturadas (como el aceite de oliva).
- Tomar con regularidad productos lácteos moderados en grasa e incluir el yogurt.
- Evitar las deficiencias en micronutrientes prestando especial atención al aporte de antioxidantes

(vitamina C, E, betacarotenos, selenio), así como al aporte de folato, calcio y zinc.

Consumir vitamina C, que está presente en pimiento rojo, cítricos, fresas, kiwi, melón, tomate, verduras de hoja verde, crucíferas (berro, col, nabo, coliflor, brécol, rábano), hígado. Es importante tomar en cuenta que la cocción destruye el 50 % de la vitamina C.

Consumir vitamina E, presente en aceites de semillas (girasol, maíz, soja, oliva), frutos secos, germen de trigo, cereales integrales, yema de huevo, pescado.

Consumir betacarotenos (provitamina A), presentes en vegetales verdes (espinaca, acelga) y amarillos (zanahoria, calabaza), crucíferas, ajo, perejil, hígado.

Consumir selenio, que está presente en carne, vísceras, atún, salmón y otros pescados, marisco, huevos, cereales integrales, levadura de cerveza, germen de trigo.

Consumir zinc, que está presente en carne roja, vísceras, pescados, yema de huevo, quesos curados, marisco, legumbres, cereales integrales, almendras, nueces, avellanas, levadura de cerveza, germen de trigo, harina de soja.

- El consumo de sal total debe ser semejante a 5 g por día.
- Los alimentos perecederos deben consumirse en el día o almacenarse refrigerados o congelados.
- No cocinar a temperaturas muy altas y preparar los alimentos hervidos o cocidos al vapor en lugar de fritos o asados en parrillas.

- En caso de tomar alcohol no exceder los 2 vasos de vino al día.
- No fumar.
- Evitar el exceso de peso.
- Realizar actividad física moderada durante, por lo menos, 1 hora diaria.
- Evitar la exposición prolongada al sol.

Actualmente se dispone de guías alimentarias con recomendaciones, que representan la forma más práctica de alcanzar los objetivos nutricionales. Allí se expresan las recomendaciones preferentemente en términos de alimentos y número de raciones de los distintos grupos de alimentos. Habitualmente se distribuyen en esquemas denominados pirámides de alimentos. Ésta es la forma más sencilla de llegar a la población para alcanzar los objetivos característicos de la dieta saludable y prevenir las enfermedades crónicas, no sólo el cáncer.

¿QUÉ MOLESTIAS PUEDEN SUGERIR QUE TENGO CÁNCER DE ESTÓMAGO?

COMO SE HA VISTO a lo largo del tiempo, algunas enfermedades se desarrollan lentamente en un periodo de meses o años y no causan mayor molestia. Un ejemplo de ello es el cáncer de estómago, antes de que se forme un verdadero cáncer, a menudo ocurren cambios precancerosos en el recubrimiento del estómago. Estos cambios tempranos casi nunca causan síntomas y, por lo tanto, no se detectan.

Las molestias que pueden presentar las personas que tienen cáncer de estómago dependerán de la etapa en la que se encuentre la enfermedad y de la parte del estómago involucrada. A lo largo del tiempo se ha observado que la mayoría de los pacientes con cáncer gástrico temprano refieren síntomas inespecíficos como dolor en la parte superior del abdomen de leve intensidad, y el dolor tiende a ser repetitivo, acidez o agruras, con inflamación o distensión abdominal o sin ella, náusea o vómito, y no presentan síntomas de alarma como anemia, dificultad para comer o pérdida de peso, los cuales son indistinguibles de los que presentan personas con afecciones benignas.

Por otra parte, la mayoría de las personas que tienen cáncer gástrico avanzado presentan síntomas de alarma, como dolor abdominal recurrente, anemia, pérdida de peso, vómito y pérdida de apetito, y según la localización del tumor, si es en la parte alta o proximal del estómago pueden referir dificultad para comer o si es en la parte distal del estómago pueden referir sensación de llenura en el abdomen superior después de una comida pequeña y que tarda mucho tiempo en desaparecer, acompañado de falta de apetito, regurgitaciones o vómito.

Señales y síntomas del cáncer de estómago

Lamentablemente, el cáncer de estómago en etapa inicial pocas veces causa síntomas, razón por la cual el cáncer de estómago es tan difícil de detectar tempranamente. Las molestias del cáncer de estómago pueden variar según el sitio donde se localiza.

Cáncer del fondo o parte alta del estómago: el cáncer que comienza aquí, evoluciona lentamente y las molestias que presenta son poco aparatosas durante un largo tiempo. Las molestias son evidentes hasta que el cáncer está en un período avanzado y es altamente probable que ya no sea tratable de manera quirúrgica.

Las molestias que puede presentar son:

- Dolor: es el síntoma más frecuente y a veces la única molestia en un individuo que goza de buena salud. Es necesario corroborar si el dolor es de inicio reciente, si el tiempo de duración es de semanas o meses. Los enfermos refieren un dolor parecido al de las úlceras: se localizan en el centro del abdomen o «boca del estómago» y se presenta después de las comidas, y pueden despertar por la noche a la persona. El dolor puede ser de tipo calambre y puede calmarse con la ingestión de alimentos. Este síndrome doloroso recuerda al de la úlcera gastroduodenal y puede confundirse con ella, el dolor evoluciona por períodos que pueden durar de 6 semanas a 2 meses, separados por otros de calma absoluta.
- Anorexia: es una molestia inicial del cáncer, la persona tiene falta de apetito; aunque también puede ser un síntoma tardío. La anorexia puede ser más o menos intensa, a veces global para todos los alimentos y otras veces es selectiva para carnes, grasa y pan. Puede acompañarse de ascos o náusea, y otras veces puede aumentar el apetito.
- Vómitos: los vómitos alimenticios son raros; sin embargo, pueden ser el único síntoma y se presentan aún sin estenosis.
- Hematemesis: un vómito de sangre, pero ocurre en raras ocasiones. La sangre puede ser de color rojo brillante, lo que significa que el sangrado es reciente. O puede ser de color marrón oscuro, como café molido usado, cuando la sangre

> La **estenosis** es una estrechez de la luz del estómago.

ha estado en el estómago por un periodo relativamente largo.

- Síntomas dispépticos: tiempo atrás el enfermo se queja de dolores en la boca del estómago. Pesadez posterior a la ingesta de alimento, con eructos e hinchazón abdominal, a veces se asocian con dolor de cabeza y sensación de vértigo.
- Adelgazamiento o pérdida de peso: puede ser un síntoma temprano y rápido, o al contrario tardío y aislado. En general es progresivo.
- Astenia: es frecuente la falta de fuerza y pereza intelectual.
- Anemia: cuando el conteo de glóbulos rojos es demasiado bajo. La anemia provoca que la persona se vea pálida y se sienta cansada. Ante una anemia inexplicable debe pensarse en la posibilidad de que el paciente padezca cáncer de estómago.
- Ascitis: algunas personas con cáncer de estómago avanzado pueden presentar acumulación de líquido en el abdomen.
- Otros síntomas: las personas que padecen cáncer de estómago podrían presentar estreñimiento, diarrea o dolores cólicos.

Cáncer antro-pilórico o distal: el cáncer que comienza en la parte distal del estómago, se manifiesta antes y de una manera más brusca. El cáncer antro-pilórico comienza 4 o 5 centímetros por encima del píloro y más a menudo en la cara posterior del antro que en la anterior y progresa hacia el canal pilórico. Los síntomas son parecidos a los del anterior tipo de cáncer, la astenia o falta de fuerza constituye un síntoma muy importante.

- Estenosis cancerosa del píloro: cuando el cáncer se presenta en la porción distal, cierra el orificio de salida del estómago y puede causar dolores vagos y continuos en el abdomen. Los vómitos pueden estar espaciados, estos contienen detritus

> El **bolo alimenticio** se refiere a la masa de alimentos que ha sido triturada por los dientes mediante el proceso de masticación, al que se añade saliva, la cual inicia el proceso de degradación de los hidratos de carbono presentes en el alimento.

de todas clases nadando en un líquido más o menos abundante. Esta estenosis nunca es reversible y da lugar a repercusiones rápidas e importantes como estreñimiento, adelgazamiento y deshidratación.

Cáncer yuxtacardial: la localización más frecuentes del cáncer gástrico es yuxtacardial o por debajo del cardias. En general, al principio, el tumor se localiza a dos o cuatro centímetros por debajo del cardias, y a nivel de la porción alta de la curvatura menor del estómago. Las molestias que se pueden presentar son:

- Dolor: aparece un dolor por debajo de la costilla izquierda, cercano a la línea media, profundo e interno. El dolor es de tipo variable: puede ser parecido a un calambre, punzadas y otras veces acompañado con ardor.
- Disfagia: la sensación de que el alimento se atora es una molestia que se presenta de manera tardía, antes el paciente puede referir dolor. Su aparición indica una etapa avanzada, la disfagia aumenta hasta imposibilitar toda alimentación.
- Otros síntomas: los pacientes pueden experimentar regurgitaciones, es decir, el bolo alimenticio

se regresa a la garganta o a la boca, a veces el bolo puede ser sanguinolento. Otra molestia puede ser la falta de apetito que se establece rápidamente, y la sensación permanente de náuseas y de «hipo».

Por último ciertas molestias como: la disfagia, el dolor torácico bajo, acompañados de adelgazamiento, pueden representar solamente la manifestación de un trastorno a nivel de la zona esófago-gástrica, secundaria a un verdadero cáncer gástrico, pero a cierta distancia del cardias.

Cáncer de la tuberosidad: la localización del cáncer gástrico a nivel de la cúpula gástrica y que se extiende por las paredes, principalmente en la pared posterior y en la curvatura mayor, se le conoce como cáncer de la tuberosidad.

Por su localización puede pasar sin molestias o síntomas por mucho tiempo. Las molestias que lo ponen de manifiesto son: adelgazamiento muy paulatino, pérdida del apetito muy discreta, fatiga y manifestaciones psíquicas, tales como una depresión nerviosa.

• Dolor: es frecuente que se presente dolor con la ingesta de alimentos o inmediatamente posterior a los alimentos y se localiza en la parte inferior del hemitórax izquierdo, el dolor puede ser permanente;

el enfermo puede sentir alivio temporalmente por eructos nauseabundos.

La mayoría de estas molestias pueden ser causadas por otras condiciones que no necesariamente indiquen que se trata de cáncer. No obstante, debes saber que si presentas alguno de estos problemas, especialmente si no desaparecen o incluso empeoran, debes hablar con tu médico para que encuentre la causa y te trate.

Antecedentes médicos y examen físico

Debes saber que durante la historia clínica, tu médico debe investigar acerca de los factores de riesgo y las molestias o síntomas para ver si cree que es posible que presentes cáncer de estómago o para que encuentre la causa. El examen físico le proporciona información sobre tu estado de salud en general, los posibles signos del cáncer de estómago y otros problemas de salud. El médico debe palpar, en particular tu abdomen, para determinar si hay cambios anormales. Recuerda que si tienes la más mínima sospecha de cualquiera de los síntomas mencionados, debes consultar a tu médico de inmediato para una evaluación adecuada y específica.

¿CÓMO SE DIAGNOSTICA EL CÁNCER DE ESTÓMAGO?

8

LA BÚSQUEDA DE CÁNCER gástrico de manera oportuna o el chequeo médico regular no son una práctica rutinaria en la población general, esto aunado a que las molestias aún no son muy específicas y a que la persona que padece cáncer podría mantener durante bastante tiempo un buen estado general, originan la demora en el diagnóstico. Cerca de la mitad de las personas con cáncer gástrico son diagnosticados entre 3 y 12 meses después de haber iniciado las molestias.

Es necesario hacer hincapié en la importancia del diagnóstico temprano del cáncer gástrico. La detección temprana de estos tumores depende de un alto índice de sospecha por parte del médico que atiende a estos pacientes por primera vez, y si tú tienes alguno de los síntomas que antes mencioné lo mejor es que acudas con un médico.

Si tu médico sospecha que padeces cáncer de estómago, deberá solicitarte que te realices una endoscopia con toma de biopsias y citología. Los otros métodos pueden considerarse como complementarios.

A continuación explicaré de manera breve cuáles son los estudios más utilizados:

Endoscopia superior: una endoscopia superior (también llamada esófago-gastro-duodenoscopia) es el estudio principal que se utiliza para detectar cáncer de estómago. Es una técnica exploratoria, molesta pero perfectamente soportable para un adulto. Se puede utilizar cuando alguien tiene ciertos factores de riesgo o cuando los signos y los síntomas sugieren que la enfermedad pudiera estar presente.

Durante este examen, se administra un sedante que pone a dormir al paciente. El médico pasa un tubo delgado, flexible e iluminado, llamado endoscopio, por su garganta. Este instrumento le permite al médico observar el revestimiento del esófago, el estómago y la primera sección del intestino delgado. Si se notan áreas anormales, se pueden tomar biopsias (muestras de tejido) usando instrumentos que se pasan a través del endoscopio. Las muestras de tejido son observadas con un microscopio para ver si hay cáncer.

Cuando se observa a través de un endoscopio, el cáncer de estómago puede parecerse a una úlcera, un pólipo (forma parecida a un hongo) o una masa protuberante o como un área de mucosa plana y gruesa. Existen signos endoscópicos que sugieren que hay presencia de cáncer, por ejemplo, la presencia de ulceraciones irregulares. Sus contornos suelen estar mal delimitados con formación de nódulos y el fondo aparece necrótico o irregular. Los pliegues alrededor de la úlcera son rígidos y no llegan a alcanzar el borde de la úlcera. Al tomar una biopsia de la mucosa tumoral, es muy frecuente apreciar que ha perdido su elasticidad, desprendiéndose el fragmento en bloque, sin formar previamente la imagen en «tienda de campaña», característica de la mucosa normal.

El diagnóstico endoscópico es más difícil en las formas infiltrantes tipo linitis, en las que apenas se altera el relieve de la mucosa.

Estudios por imágenes: los estudios por imágenes utilizan ondas sonoras, rayos x, campos magnéticos o sustancias radiactivas para obtener imágenes del interior del cuerpo. Se pueden hacer por un número de razones, como un auxiliar para determinar si un área sospechosa pudiera ser cancerosa, saber qué tan lejos se ha propagado el cáncer y si el tratamiento ha sido eficaz.

Series esófago-gastro-duodenal: éste es un estudio radiológico para examinar el esófago, el estómago y la primera parte del intestino delgado. Para este estudio, el paciente toma una solución que contiene una sustancia llamada «bario». El bario aplica una capa sobre el revestimiento del esófago, estómago y el intestino delgado. Debido a que los rayos x no pueden traspasar a través de la capa de bario, esto resaltará cualquier anomalía del recubrimiento de estos órganos. Entonces se toman varias radiografías. Para identificar los cánceres de estómago tempranamente se usa una técnica de «doble contraste». Con esta técnica, después de tragar la solución que contiene bario, se pasa un tubo delgado y se bombea aire al estómago, lo que hace que la capa de bario sea muy delgada y se puedan ver incluso anomalías pequeñas. Este estudio no se usa con tanta frecuencia como la endoscopia para detectar cáncer de estómago, debido a que aporta sólo información complementaria, que puede ser de utilidad en la medición del tamaño y profundidad de una lesión.

Ecografía endoscópica: en la ecografía se usan ondas sonoras para producir imágenes de órganos como el estómago. Durante una ecografía convencional, se coloca en la piel un transductor, el cual es una sonda en forma de vara. El transductor emite las ondas sonoras y detecta los ecos a medida que rebotan en los órganos internos. Una computadora procesa el patrón de ecos para crear una imagen en blanco y negro en la pantalla. Aunque este tipo de ecografía es útil en algunas ocasiones, la calidad de la imagen es limitada debido a la distancia que tienen que recorrer las ondas sonoras y los ecos y las capas de los tejidos del cuerpo que tienen que traspasar.

Además, se coloca un transductor pequeño en la punta de un endoscopio. El endoscopio se pasa por la garganta hacia el estómago. De esta manera, el transductor de ultrasonido se ubica directamente en la pared del estómago donde se encuentra el cáncer. Esto le permite a tu médico observar las capas de la pared del estómago, así como los ganglios linfáticos cercanos y otras estructuras. La calidad de la imagen es mejor en comparación con la ecografía convencional debido a que la distancia que las ondas sonoras tienen que viajar es más corta. Este procedimiento es más útil para ver cuánto se pudo haber propagado el cáncer hacia la pared del estómago, los tejidos circundantes y a los ganglios linfáticos cercanos. También puede ser usado para ayudar a guiar la aguja en un área sospechosa para obtener una muestra de tejido (biopsia con aguja guiada por ecografía endoscópica).

Tomografía computarizada (TAC): es un estudio de radiografía que produce imágenes transversales detalladas del cuerpo. En lugar de tomar una sola imagen, como se hace en una radiografía convencional, una tomografía computarizada toma muchas imágenes mientras gira a su alrededor. Luego una computadora combina estas fotografías en imágenes seccionales de la parte del cuerpo que se estudia.

Antes de la TAC, es posible que te pidan que tomes uno o dos vasos de una solución de contraste o que te apliquen una línea intravenosa mediante la cual se te inyectará un tinte de contraste. Esto ayuda a delinear mejor las estructuras en el cuerpo. El contraste que se inyecta puede causar cierto enrojecimiento y sensación de calor. Algunas personas son alérgicas y presentan erupciones o, raras veces, reacciones más graves como dificultad para respirar y baja presión arterial. Si tienes alguna alergia o si alguna vez has tenido alguna reacción a cualquier material de contraste usado para rayos x, debes avisarle a tu médico

Las tomografías requieren más tiempo que los rayos x convencionales. Necesitas acostarte inmóvil sobre una camilla mientras se realiza el estudio. Durante la prueba, la mesa se mueve hacia adentro y hacia afuera del escáner, en una máquina en forma de aro que rodea la mesa por completo. Es posible que te sientas un poco confinado por el anillo bajo el cual permaneces acostado durante la toma de imágenes.

La tomografía computarizada muestra el estómago con bastante claridad, y frecuentemente puede confirmar la localización del cáncer. Además, puede mostrar los órganos adyacentes al estómago, tales como el hígado, así como los ganglios linfáticos y los órganos distantes donde pudiera haber propagación del cáncer. La TAC puede ayudar a determinar la extensión (etapa) del cáncer, y si la cirugía es una buena opción de tratamiento.

Biopsia por punción guiada por TAC: las tomografías computarizadas también pueden ser usadas para guiar la aguja de una biopsia hacia un área donde se sospecha la propagación del cáncer. Para este procedimiento, el paciente permanece en la camilla de tomografía mientras el médico mueve una aguja de biopsia hacia la masa a través de la piel. Las tomografías computarizadas se repiten hasta que la aguja está dentro de la masa. Se extrae una muestra mediante una biopsia con aguja fina (un fragmento diminuto de tejido) o una biopsia por punción con aguja gruesa (un cilindro delgado de tejido de ½ pulgada de largo y menos de 1/8 de pulgada de diámetro) y se examina bajo el microscopio.

Imágenes por resonancia magnética (IRM): usan ondas de radio e imanes potentes en lugar de rayos x. La energía de las ondas radiales es absorbida por el cuerpo y luego liberada en un patrón formado por el tipo de tejido del cuerpo y por ciertas enfermedades. Una computadora traduce el patrón en una imagen muy detallada de las partes del cuerpo. Al igual que la TAC, se inyectará un material de contraste, pero esto se usa con menos frecuencia.

La mayoría de los médicos prefieren usar las pruebas de TAC para observar el estómago. Sin embargo, los exámenes de IRM algunas veces pueden proveer más información. Los IRM a menudo se usan para examinar el cerebro y la médula espinal. Suelen tomar más tiempo que las tomografías computarizadas, a menudo hasta una hora. El paciente debe permanecer acostado dentro de un tubo estrecho, que podría ser confinante y puede que resulte molesto para las personas que temen a los lugares cerrados. Las máquinas especiales «abiertas» pueden aliviar esta ansiedad en caso de ser necesario. La máquina produce un zumbido fuerte que puede resultar incómodo. En algunas instituciones se proporcionan audífonos para bloquear este ruido.

Tomografía por emisión de positrones: en esta prueba se le inyecta al paciente glucosa (un tipo de azúcar) radiactiva. Debido a que las células cancerosas están creciendo más rápidamente que las células normales, hacen uso del azúcar mucho más rápido, por lo que absorbe el material radiactivo. En aproximadamente una hora, se usa una cámara especial para crear una imagen de las áreas de radioactividad en el cuerpo.

Algunas veces, la tomografía por emisión de positrones es útil si el médico piensa que es posible que el cáncer se haya propagado, pero no sabe dónde. La imagen no es tan detallada como una TAC o las IRM, pero proporciona información útil sobre todo el cuerpo. Esta prueba puede ser útil para encontrar el cáncer que se ha propagado más allá del estómago y que no pudiera extirparse mediante cirugía.

Algunas máquinas pueden hacer una PET y una TAC al mismo tiempo (PET/CT SCAN). Esto le permite al radiólogo comparar las áreas de mayor radioactividad en la PET con la apariencia de esa área en la TAC.

Los estudios PET y PET/CT no se hacen rutinariamente cuando se diagnostica cáncer gástrico, pero en algunos casos pueden ser útiles. Por ejemplo, estos estudios pueden ayudar a mostrar si el cáncer se ha propagado del estómago a otras partes del cuerpo, en cuyo caso puede que la cirugía no sea un buen tratamiento. El paciente debe preguntarle a su médico si los resultados de este estudio podrían cambiar potencialmente su plan de tratamiento.

Radiografía de tórax: esta prueba puede mostrar si el cáncer se ha propagado a los pulmones. También podría determinar si hay enfermedades graves de los pulmones o el corazón.

Otras pruebas

Laparoscopia: por lo general, este examen se hace sólo después de que se haya encontrado el cáncer de estómago. Aunque la tomografía o la resonancia magnética pueden crear imágenes detalladas del interior del cuerpo, podrían pasar por alto algunos tumores, especialmente si son muy pequeños. A menudo, los médicos realizan una laparoscopia antes de cualquier otra cirugía para ayudar a confirmar que un cáncer de estómago sigue solamente en el estómago y puede ser removido totalmente mediante cirugía.

Este procedimiento implica insertar un laparoscopio (un tubo delgado y flexible) a través de una pequeña abertura quirúrgica en el costado del paciente. El laparoscopio tiene una pequeña cámara en su extremo, la cual envía imágenes del interior del abdomen a una pantalla de televisión. Los médicos pueden observar detenidamente las superficies de los órganos y los ganglios linfáticos adyacentes, o incluso tomar pequeñas muestras de tejido para asegurarse de que el cáncer no se ha propagado y que todo el cáncer se puede extirpar. Algunas veces, esta prueba se combina con la ecografía para proveer una mejor imagen del cáncer.

Pruebas de laboratorio: para identificar signos del cáncer de estómago, un médico puede ordenar un análisis de sangre llamado «Biometría hemática completa (BHC)» para saber si el paciente presenta anemia (que podría ser causada por el sangrado interno). Se puede hacer una prueba de sangre oculta en las heces fecales para saber si hay sangre en el excremento.

El médico puede recomendar otras pruebas si se encuentra cáncer, especialmente si el paciente se someterá a una cirugía. Por ejemplo, los análisis de sangre pueden hacerse para asegurar que el hígado y los riñones estén funcionando normalmente. Si se planea hacer una cirugía o el paciente va a recibir medicinas que pueden afectar el corazón, es posible que también se le hagan un electrocardiograma (EKG) y un ecocardiograma para asegurarse de que el corazón funciona bien.

Hasta el momento, los marcadores tumorales no han mostrado que sean eficaces. De entre ellos, el de mayor rendimiento diagnóstico es el CA 72-4, seguido del antígeno carcino-embrionario (CEA), CA 19-9 y la alfa-feto-proteína (AFP).

En resumen, la endoscopia de esófago, estómago y duodeno con biopsia es el método estándar para el diagnóstico de cáncer gástrico. La técnica es altamente sensible cuando es realizada por especialistas con experiencia, y permite detectar lesiones en etapas tempranas.

Habitualmente, el diagnóstico se hace a través de campañas de detección temprana que se hacen en países con elevada incidencia de cáncer gástrico, pero ese no es el caso de México.

En países con alta incidencia de cáncer gástrico, se recomienda:

a) Realizar endoscopia digestiva alta en todo paciente:
1. Con edad igual o mayor a 40 años, y
2. Dolor en la parte alta del abdomen de más de 15 días de duración, asociada o no a:
   • Hemorragia digestiva (vómito con sangre o evacuación con sangre).
   • Anemia de causa no precisada.
   • Baja de peso no aclarada.
   • Sensación de plenitud o llenura gástrica, principalmente postprandial.
   • Dificultad para pasar el alimento.

b) Se recomienda también la endoscopia en los pacientes de 40 años o más, si poseen antecedente de:
1. Gastrectomía hace más de 15 años.
2. Familiar directo con historia de cáncer digestivo.

La endoscopia posee algunos riesgos y la probabilidad de error al diagnosticar, por lo que tu médico debe realizarla bajo tu consentimiento informado. Para asegurar la calidad y consistencia del resultado, es necesaria la capacitación del médico gastroenterólogo y un adecuado equipamiento; se recomienda que todo el proceso de detección sea realizado mediante métodos estandarizados, desde la solicitud de endoscopia, la ejecución del examen propiamente (criterios en la toma de biopsias, prueba de ureasa y la tinción con índigo carmín o azul de metileno), y el informe con los resultados del procedimiento, entre otros.

Si presentas lesiones benignas: como úlcera gástrica debes recibir tratamiento médico para la erradicación del *Helicobacter pylori*, y control a las 6 semanas o hasta alcanzar la cicatrización. Una vez terminado el tratamiento se recomienda un control endoscópico anual.

Los pólipos son resecados endoscópicamente si es posible, y las lesiones submucosas deben ser estudiadas hasta esclarecer el diagnóstico.

Si presentas lesiones precancerosas y lesiones dudosas o sospechosas de cáncer: tu médico debe revisar las biopsias junto con anátomo-patólogos y control endoscópico e histológico con o sin erradicación previa de *Helicobacter pylori*. En lesiones preneoplásicas como adenomas, se recomienda la resección endoscópica. Las lesiones confirmadas deben ingresar a la etapa de etapificación y tratamiento.

Recuerda que es importante que sepas los tipos de procedimientos a los que tu médico te podría someter en caso de que sospeche que padeces cáncer de estómago.

¿QUÉ OPCIONES DE TRATAMIENTO HAY PARA EL CÁNCER DE ESTÓMAGO?

9

UNA VEZ QUE se ha prendido el foco rojo, surgen en la mente una cantidad enorme de preguntas e inquietudes. Una serie de preguntas atormentará la mente del paciente ¿de qué se trata esto?, ¿por qué?, ¿qué se puede hacer?, ¿habrá alguna forma de tratarlo?, ¿voy a morir? Mediante mi experiencia me he dado cuenta de que el paciente habitualmente es invadido por un miedo paralizante y sus niveles de ansiedad son elevados. Si padeces cáncer debes saber que no importa la etapa del cáncer de estómago que tengas, siempre habrá un tratamiento disponible.

La primera visita al médico no es en absoluto el mejor momento para tomar decisiones. Primero debes conocer detalladamente la información sobre el cáncer, las opciones de tratamiento que existen, los efectos secundarios posibles y lo que se espera en el futuro. En los siguientes días debes procesar toda esa información y si es necesario anotar en una hoja las dudas que tengas para que en la próxima cita con el médico puedas aclararlas. No es recomendable pedir consejo a quien no tenga experiencia profunda en el tema.

En una cita subsecuente debes manifestar tus dudas y si es necesario pedirle a tu médico que te repita la información que no ha quedado clara. Es importante que comprendas todo sobre la enfermedad y principalmente cuál es el objetivo del tratamiento, si es curar el cáncer o aliviar los síntomas, antes de comenzar el tratamiento. Si el objetivo del tratamiento es curar el cáncer, también recibirás tratamiento para aliviar los síntomas y los efectos secundarios. Si no es posible conseguir una cura, el tratamiento estará dirigido a aliviar los síntomas, como problemas para comer, dolor o sangrado.

La selección del tratamiento que deberás recibir depende de muchos factores. Son importantes la localización y la etapa (extensión de la propagación) del tumor, así como la edad, el estado general de salud y las preferencias personales.

Una vez que se ha establecido la fecha de inicio del tratamiento, cualquiera que éste sea, tú deberás involucrarte de forma activa en la toma de decisiones en cuanto al tratamiento se refiere.

Es importante que sepas que los tratamientos principales contra el cáncer de estómago son la cirugía, la quimioterapia y la radioterapia. Generalmente, las mejores opciones implican dos o más de estos métodos de tratamiento.

¿EL TIPO Y LA ETAPA DEL CÁNCER GÁSTRICO MODIFICAN LAS OPCIONES DE TRATAMIENTO?

10

EXISTE UNA GRAN VARIEDAD de factores que influyen en la decisión de los pacientes para recibir un tratamiento para el cáncer. Como mencioné anteriormente, el propósito del tratamiento puede ser mejorar los síntomas mediante el control local del cáncer, incrementar las posibilidades de curación o prolongar tu vida. Los probables beneficios al recibir un tratamiento para el cáncer deben sopesarse con cuidado con respecto a sus riesgos potenciales. El tratamiento del cáncer de estómago depende en gran medida del lugar donde el cáncer comenzó en el estómago y qué tan lejos se ha propagado.

Etapa 0

Debido a que el cáncer en etapa 0 se limita a la capa interna que recubre al estómago y no ha invadido las capas más profundas, conocido como carcinoma in situ; el tratamiento es únicamente la cirugía. No es necesaria la quimioterapia ni la radioterapia. Por lo general se hace la gastrectomía (cirugía para extirpar parte o todo el estómago) y la linfadenectomía (extirpación de los ganglios linfáticos cercanos).

Si estos cánceres en etapa 0 son pequeños, algunas veces se pueden tratar con resección mucosa endoscópica. Este procedimiento se hace con más frecuencia en Japón, donde en general el cáncer de estómago es detectado a tiempo gracias a las pruebas de detección. (En Japón se hacen pruebas de detección debido a que el cáncer de estómago es muy común). En Estados Unidos resulta poco común encontrar el cáncer de estómago en una etapa temprana. Por lo tanto, este tratamiento no se ha practicado mucho en este país. Si se hace, debe ser en un centro donde el personal tenga mucha experiencia realizando esta técnica.

Tipos de tratamiento endoscópico en etapa 0:

Resección mucosa endoscópica: en este procedimiento se reseca el cáncer mediante un endoscopio (un tubo largo, y flexible que se pasa por la garganta hasta el interior del estómago) y un dispositivo especial para quitar el tumor, que es parecido a un capuchón de plástico y un pequeño cuchillo para realizar la resección mucosa.

Ablación fotodinámica: es un enfoque alternativo para los pacientes que no se pueden someter a una cirugía. En este procedimiento se inyecta un foto-sintetizador en la vena y se trata el cáncer con láser rojo a través de un endoscopio, que elimina las células absorbiendo el foto-sintetizador. Además, el tratamiento fotodinámico también se utiliza para tratar reincidencias después de una cirugía endoscópica.

Etapa I

Los pacientes con cáncer gástrico en la etapa I padecen un cáncer que invade el área ubicada bajo la capa superficial de células del recubrimiento estomacal, pero no el interior de la pared muscular del estómago. Cuando el cáncer invade el área bajo la capa superficial de las células y se disemina o invade el interior de la pared muscular del estómago sin diseminación a los ganglios linfáticos locales o diseminación distante, se conoce como cáncer en la etapa IB.

Asimismo, es necesario que sepas que la cirugía o las múltiples modalidades del tratamiento con cirugía, la quimioterapia o la radiación constituyen el tratamiento primario para el cáncer gástrico en la etapa I. La quimioterapia o la radioterapia sin cirugía se dirigen, por lo general, para pacientes a los que no les resulta posible o quizá no desean someterse a ninguna cirugía mayor.

Etapa IA: a las personas con cáncer de estómago en etapa IA generalmente se les remueve el cáncer al quitar todo o parte del estómago. También se extirpan el epiplón (una capa de tejido adiposo en el abdomen) y los ganglios linfáticos cercanos. Después de la cirugía, no se necesita tratamiento adicional.

Etapa IB: el tratamiento principal de esta etapa del cáncer de estómago consiste en cirugía para remover el estómago total o parcialmente junto con el epiplón y los ganglios linfáticos cercanos. Puede que se administre quimioterapia antes de la cirugía. Después de la cirugía, los pacientes cuyos ganglios linfáticos (extirpados durante la cirugía) no muestren señales de propagación del cáncer, algunas veces están bajo observación sin tratamiento adicional, aunque el médico también podría recomendar quimioterapia con radioterapia (quimiorradiación) o quimioterapia sola para administrarse después de la cirugía. Cuando se administra quimiorradiación, el medicamento que se usa con más frecuencia es 5-FU o capecitabina. Otra opción para pacientes que fueron tratados con quimioterapia antes de la cirugía consiste en administrarles la misma quimio (sin radiación) después de la cirugía. En esta situación, los medicamentos de quimio que se usan son el etopósido, el cisplatino y el 5-FU. Si se encuentra cáncer en los ganglios linfáticos, entonces el tratamiento que a menudo se recomienda es quimiorradiación o más quimioterapia.

Si alguien con cáncer de estómago está demasiado enfermo (debido a otras enfermedades) como para tolerar la cirugía, puede que sea tratado con radiación, que se puede administrar con quimio.

Es importante que los pacientes con cáncer gástrico consideren recibir su tratamiento en un centro médico grande debido a las mejores tasas de supervivencia que éstos han reportado. Los centros médicos grandes reportan una tasa de supervivencia a 5 años del 95 % para la etapa IA y casi del 80 % para la etapa IB del cáncer gástrico después de una resección quirúrgica y de una amplia extirpación de los ganglios linfáticos. Sin embargo, un estudio muy extenso realizado a más de 50 000 pacientes con cáncer gástrico en todas las etapas, tratados en diferentes centros médicos entre 1985 y 1996, reveló que los pacientes con cáncer en las etapas 1a y 1b tenían una tasa de supervivencia de 5 a 10 años del 78 % y 50 %, respectivamente.

Esto puede explicarse por varias razones, muchos factores como la experiencia del equipo quirúrgico, la extensión de los ganglios linfáticos extirpados y los tipos de pacientes tratados en el centro, pueden ser muy importantes para estas diferencias. Los pacientes a quienes se les extirparon 15 o más ganglios linfáticos durante la cirugía experimentaron una supervivencia mayor que los pacientes con extirpación de menos ganglios linfáticos. Este estudio también sugirió variaciones entre los resultados de los centros médicos. Los pacientes con cáncer gástrico en la etapa 1 deberían considerar recibir tratamiento en un centro médico que tenga un equipo quirúrgico experimentado y un gran número anual de pacientes tratados con cáncer gástrico.

La terapia adyuvante mejora los resultados en los pacientes con cáncer gástrico. Los investigadores de estos estudios han concluido que la cirugía seguida de la terapia adyuvante para el cáncer gástrico en las etapas 1 a la IV, reduce la reincidencia del cáncer y mejora la supervivencia general, en comparación con la cirugía sola. La terapia adyuvante se considera como el tratamiento estándar para los pacientes con cáncer gástrico que se puede detectar y extirpar por medios quirúrgicos.

La **terapia adyuvante** es la administración de un tratamiento contra el cáncer luego del tratamiento local con cirugía y puede incluir la quimioterapia, la terapia con radiación así como la terapia biológica.

Etapa II

Los pacientes con cáncer gástrico en esta etapa tienen un cáncer que invade el interior o atraviesa la pared muscular del estómago, pero no se extiende a las estructuras locales cercanas, o tienen los ganglios linfáticos locales afectados con alguna extensión del cáncer, pero sin invasión de las estructuras locales.

Además hay muchos factores que influyen en la decisión de los pacientes para recibir un tratamiento contra el cáncer. El propósito del tratamiento puede ser mejorar los síntomas mediante el control local del cáncer, incrementar las posibilidades de curación del paciente o prolongar su vida. Los beneficios que se esperan recibir sobre un tratamiento para el cáncer deben analizarse con cuidado respecto a sus riesgos potenciales.

El principal tratamiento de la etapa II del cáncer de estómago consiste en cirugía para remover el estómago total o parcialmente junto con el epiplón y los ganglios linfáticos cercanos. Algunos pacientes reciben quimioterapia antes de la cirugía. El tratamiento después de la cirugía puede incluir quimio sola o quimioradiación. La quimioterapia o la terapia con radiación sin cirugía, se reserva, por lo regular, para los pacientes a quienes no les es posible, o no desean, someterse a una cirugía mayor.

Por lo general, los pacientes con diseminación de cáncer en los ganglios linfáticos presentan resultados menos favorables que los que no tienen diseminación. Además, la supervivencia de los pacientes con cáncer gástrico en la etapa IIB se relaciona con el número de ganglios linfáticos afectados con el cáncer.

Debemos recordar que si alguien con cáncer de estómago está demasiado enfermo (debido a otras enfermedades) como para tolerar la cirugía, puede que sean tratados con radiación, la cual se puede administrar con quimio.

Insisto en que lo importante es que los pacientes con cáncer gástrico consideren recibir su tratamiento en un centro médico grande debido a las mejores tasas de supervivencia que éstos han reportado. Los grandes centros médicos reportan, en forma consistente, una tasa de supervivencia a cinco años del 60 % al 70 % para los pacientes con el cáncer gástrico en la etapa II después de una resección quirúrgica y una amplia extirpación de los ganglios linfáticos. Los pacientes con cáncer gástrico en la etapa II deben considerar tratarse en un centro médico con un equipo quirúrgico experimentado y con un gran número de pacientes con cáncer gástrico tratados por año.

Es importante entender que algunos pacientes con cáncer gástrico presentan pequeñas áreas del cáncer diseminado en los ganglios linfáticos que no pueden detectarse con ninguno de los exámenes disponibles en el momento. Esas áreas de cáncer que no pueden detectarse se conocen como micrometástasis y su presencia causa la reincidencia del cáncer luego del tratamiento sólo con cirugía. Se necesita un tratamiento efectivo para eliminar las micrometástasis del organismo y mejorar la perspectiva de supervivencia del paciente y el potencial de curación.

Los resultados de un gran estudio clínico, que involucró a varias instituciones, también indican que la terapia adyuvante aumenta de manera significativa la supervivencia en los pacientes con cáncer gástrico y que debe convertirse en el tratamiento estándar para esta enfermedad.

Etapa III

Los pacientes con cáncer gástrico en la etapa III padecen un cáncer que se ha diseminado a las estructuras adyacentes del estómago o a los ganglios linfáticos locales. El cáncer gástrico en la etapa III puede dividirse en la etapa IIIa y la etapa IIIb.

El cáncer gástrico en la etapa IIIa:

1. Invade el interior de la pared muscular del estómago involucrando de 7 a 15 ganglios linfáticos.
2. Invade las paredes del abdomen (peritoneo) sin invadir estructuras locales, e involucra de 1 a 6 ganglios linfáticos.
3. Invade las estructuras locales adyacentes sin diseminarse a los ganglios linfáticos.

El cáncer en la etapa IIIb:

Invade las paredes del abdomen (peritoneo) e involucra de 7 a 15 ganglios linfáticos.

La cirugía sigue siendo el tratamiento principal para los pacientes con la enfermedad en esta etapa (a menos que tengan otras condiciones médicas que les impidan someterse a una cirugía). Algunos de estos pacientes pueden curarse mediante cirugía, mientras que para otros la cirugía puede ayudar a aliviar los síntomas del cáncer.

Puede que algunas personas reciban quimioterapia antes de la cirugía (quimioterapia neoadyuvante) para reducir el tamaño del cáncer y mejorar las posibilidades de que se pueda remover complemente al momento de realizar la operación. Los pacientes que reciban quimio antes de la cirugía probablemente también recibirán quimio después de la operación. Para los pacientes que no reciban quimio antes de la cirugía y para aquéllos que siguen teniendo algo de cáncer después de la cirugía, el tratamiento a seguir tras la operación incluye quimioterapia con 5-FU junto con radioterapia.

El **tratamiento paliativo** no ataca la causa de la enfermedad ni la cura pero disminuye los dolores, otros síntomas y problemas psicológicos, sociales y espirituales.

Los pacientes con cáncer gástrico en la etapa III casi siempre requieren de más de una sesión terapéutica a fin de obtener un óptimo tratamiento. Por esta razón es importante que los pacientes reciban su tratamiento en grandes centros médicos que puedan ofrecerles múltiples modalidades de tratamiento con la participación de oncólogos, radio-oncólogos, gastroenterólogos y nutricionistas.

En general, la cirugía sola no se recomienda para los pacientes con cáncer gástrico en la etapa III, a no ser como tratamiento paliativo. La tasa de supervivencia de 5 y 10 años para pacientes con cáncer en la etapa IIIB fue del 8 % y 3 %, respectivamente.

Los pacientes con cáncer en la parte superior del estómago presentan resultados menos favorables que los pacientes con cáncer en la parte inferior del estómago. En un estudio realizado, el número de ganglios linfáticos extirpados para evaluación variaron mucho, lo que sugirió diferencias en la complejidad de la cirugía. Cuando se comparó el cáncer primario, etapa por etapa, se encontró que los pacientes a los que se les extirparon 15 o más ganglios linfáticos mostraron una mayor supervivencia que los pacientes a quienes se les extirparon menos ganglios linfáticos, lo que sugiere que muchos pacientes fueron sometidos a cirugías inadecuadas.

Como ya mencioné, es importante comprender que algunos pacientes con cáncer gástrico presentan pequeñas áreas con cáncer que se ha diseminado a los ganglios linfáticos y no puede detectarse con ninguno de los exámenes disponibles hoy en día. Se necesita un tratamiento efectivo para eliminar las micrometástasis del organismo y mejorar las perspectivas de supervivencia del paciente y el potencial de curación.

La práctica de administrar quimioterapia antes de la cirugía se conoce como terapia neoadyuvante. En teoría, la quimioterapia neoadyuvante puede reducir el tamaño del cáncer, lo que facilita su extirpación quirúrgica. El mayor problema con este enfoque son las altas tasas de mortalidad que se presentan cuando la terapia con radiación o la quimioterapia se administra antes de la cirugía, lo que retrasa la misma en aquellos pacientes que no responden a la terapia. Además, en la mayoría de los estudios, pero no en todos, se encontró que la quimioterapia, la terapia con radiación o la combinación de ambas, administradas antes de la cirugía, no habían mejorado las perspectivas de supervivencia de los pacientes con cáncer gástrico en la etapa III después de la cirugía. Esto se puede relacionar con la falta de efectividad de los medicamentos combinados en la prueba, incluyendo varias combinaciones de 5-FU, doxorubicina y metotrexato. En la actualidad, muchos experimentos clínicos se encaminan a mejorar los resultados de los pacientes con cáncer gástrico en la etapa III mediante la administración de nuevos regímenes de tratamiento neoadyuvante con la quimioterapia con taxane (medicamento que controla el crecimiento celular), y/o con la terapia con radiación.

Con frecuencia, los pacientes con cáncer gástrico en la etapa III participan en experimentos clínicos para evaluar los nuevos regímenes de la quimioterapia. Los agentes que se usan con más frecuencia son Platinol®, 5-FU, doxorubicina, Ellence™, Mutamycin® y más reciente, Taxotere®, Gemzar® y paclitaxel. Los

> La **terapia neoadyuvante** es la administración de radio o quimioterapia antes de la cirugía.

medicamentos utilizados de forma individual rara vez producen una respuesta completa, mientras que las combinaciones de medicamentos las producen en un 10 % a un 25 % en los pacientes con cáncer gástrico en la etapa III. Lamentablemente, el promedio de supervivencia de estos pacientes es menor de un año y solamente algunos pacientes obtienen beneficios a la larga.

Los resultados de muchos experimentos clínicos también muestran que la quimioterapia con el agente Taxotere® presenta una actividad anticancerígena significativa en el cáncer gástrico. Dos experimentos clínicos independientes que se llevaron a cabo en Europa evaluaron la combinación de Taxotere® y Platinol® en los pacientes con cáncer gástrico localmente avanzado y metastásico. En general, las tasas de respuesta anticancerígena se ubicaron entre un 37 % a un 56 % y el promedio de supervivencia fue de casi 9 a 10 meses. Las altas dosis de Taxotere® mejoran los resultados del tratamiento.

Investigadores italianos condujeron otro experimento clínico en que se evaluó el Taxotere® como agente individual, seguido de una quimioterapia consistente en una combinación de Platinol®, Ellence™, fluorouracil y leucovorina (pelf), en los pacientes con un cáncer gástrico localmente avanzado y metastático. En general, las tasas de respuesta anticancerígenas después del PELF fue de 40 % y mejoró hasta alcanzar casi el 58 % después de administrar Taxotere®. Esto es casi un 50 % de incremento en la respuesta anticancerígena con la adición individual del agente Taxotere®. Los pacientes con cáncer gástrico inoperable en la etapa III, deben considerar la posibilidad de participar en experimentos clínicos diseñados para evaluar los nuevos enfoques de estos tratamientos como mencioné anteriormente.

También está en evaluación la quimioterapia combinada con terapia con radiación y cirugía en pacientes con cáncer gástrico en la etapa III. Se han reportado tasas de respuesta anticancerígena superiores al 50 % y supervivencia de 2 años sin progresión del cáncer, cercana al 30 %. Parece que la combinación de la quimioterapia y la terapia con radiación presentan una actividad importante en el control local del cáncer gástrico avanzado.

Etapa IV

En los pacientes con cáncer gástrico en la etapa IV, el cáncer invade las estructuras adyacentes y los ganglios linfáticos o se ha diseminado a lugares distantes. Debido a que el cáncer de estómago en etapa IV se ha propagado a órganos distantes, usualmente no es posible lograr una cura. Los pacientes con cáncer de estómago avanzado pueden recibir tratamiento paliativo, incluyendo cirugía para prevenir una obstrucción estomacal o intestinal (bloqueo) o para controlar el sangrado.

En general, la cirugía no se recomienda para los pacientes con cáncer gástrico en la etapa IV, excepto como tratamiento paliativo. El tratamiento para muchos pacientes con cáncer gástrico en la etapa IV consiste en una combinación de cirugía, quimioterapia o terapia con radiación. Los pacientes con cáncer gástrico en la etapa IV deben considerar recibir tratamiento en un centro médico con un equipo quirúrgico experimentado y con un gran número de pacientes con cáncer gástrico tratados por año. En un extenso estudio que incluyó más de 50 000 pacientes con cáncer gástrico en todas las etapas que se trataron en diferentes centros médicos entre 1985 y 1996, arrojó una tasa de supervivencia de 5 a 10 años en los pacientes con cáncer en las etapas IV del 7 % y 5 %, respectivamente. En general, a los pacientes que sobrevivieron 5 años después del tratamiento para cáncer gástrico en la etapa IV se les extirpó la totalidad del cáncer mediante cirugía.

En algunos casos, una terapia láser dirigida a través del endoscopio (un tubo largo y flexible que se pasa por la garganta) puede vaporizar la mayor parte del tumor y aliviar la obstrucción sin necesidad de cirugía. Si es necesario, se coloca un «stent» (tubo de metal hueco) donde el esófago se conecta con el estómago para ayudar a mantenerlo abierto y permitir que los alimentos pasen a través de éste. Esto también se puede hacer donde el estómago se conecta con el intestino delgado.

La quimioterapia o la radioterapia a menudo pueden ayudar a reducir el tamaño del cáncer y aliviar algunos síntomas, así como a ayudar a los pacientes a vivir por más tiempo, pero por lo general no se espera que cure el cáncer. Los medicamentos de quimioterapia a menudo incluyen 5-fluorouracilo (5-FU), cisplatino, epirrubicina o etopósido. También se puede usar docetaxel, oxaliplatino, capetabina o irinotecán. El trastuzumab (Herceptin) también es una opción para algunos pacientes. Las combinaciones de estos medicamentos se usan con más frecuencia, pero no está claro cuál combinación es la mejor. El método preferido para administrar el 5-fluorouracilo (5-FU) es por infusión continua mediante un catéter (un tubo delgado utilizado para inyectar o extraer líquidos) colocado en una vena grande. No obstante, otros métodos pueden ser tan exitosos como el anterior. Los nuevos tratamientos que se están probando en los estudios clínicos podrían beneficiar a algunos pacientes.

La quimioterapia que se administra con o sin terapia con radiación es el principal tratamiento para los pacientes con cáncer gástrico en la etapa IV que no pudo extirparse de forma completa mediante la cirugía. La quimioterapia con agentes individuales como Platinol®, 5-FU, Mutamycin®, doxorubicin, y Ellence™, se han usado por muchos años para el tratamiento del cáncer gástrico en la etapa IV. Sin embargo, con estos medicamentos se obtuvo una respuesta clínica en menos de la mitad de los pacientes con cáncer gástrico en la etapa IV y casi ninguna respuesta completa después de la quimioterapia con estos agentes individuales. La supervivencia de los pacientes que se trataron con quimioterapia combinada con base en 5-FU es menor a un año a partir del diagnóstico. Experimentos clínicos recientes indican que los nuevos agentes para la quimioterapia Gemzar®, Taxotere® y paclitaxel, pueden ser los agentes individuales más activos para el tratamiento del cáncer gástrico. En la actualidad, los experimentos clínicos evalúan varias combinaciones de estos nuevos medicamentos, con frecuencia en combinación con Platinol® y fluorouracil.

Aunque los tratamientos no den buenos resultados para destruir o disminuir el cáncer, existen vías para aliviar el dolor y los síntomas de la enfermedad. Los pacientes deben comunicarle inmediatamente al equipo de profesionales que atiende su cáncer cualquier síntoma que tenga para que ellos puedan tratarlos eficazmente.

La nutrición es otra preocupación para muchos pacientes con cáncer de estómago. La ayuda disponible para aquellos que tienen dificultad para comer va desde asesoría nutricional hasta colocar un tubo en el intestino delgado para ayudar con la nutrición, si es necesario.

Cáncer recurrente

El cáncer que regresa después del tratamiento inicial se conoce como cáncer recurrente. Las opciones de tratamiento para éste son generalmente las mismas que las de los cánceres en la etapa IV. Sin embargo, los tratamientos iniciales y la condición general de salud de la persona se tienen que tomar en consideración y pueden afectar las opciones de tratamiento. Los estudios clínicos pueden ser una opción y se deben considerar siempre.

Los pacientes que han experimentado una progresión del cáncer gástrico deben tomar conciencia de las pocas opciones de tratamiento que tienen. Sin embargo, ciertos pacientes pueden recibir magníficos beneficios con tratamientos adicionales. Es importante que a los pacientes se les trate en un centro médico que les pueda ofrecer un tratamiento de varias modalidades y que involucre médicos oncólogos, oncólogo radioterapeutas, cirujanos, gastroenterólogos y nutricionistas.

La quimioterapia es el principal tratamiento para los pacientes con cáncer residual o con reincidencia de cáncer después de una cirugía. Los agentes para la quimioterapia simple como Platinol®, 5-FU, Mutamycin ®, doxorubicin y Ellence™, se han utilizado para el tratamiento del cáncer gástrico por muchos años. No obstante, estos medicamentos provocaron una respuesta clínica en menos de la mitad de los pacientes con el cáncer gástrico reincidente y casi ninguna respuesta completa a la quimioterapia con un solo agente. La supervivencia de los pacientes que se trataron con la quimioterapia combinada con 5-FU es menor de un año. Recientes experimentos clínicos indican que los nuevos agentes para la quimioterapia como Camptosar®, Gemzar®, Taxotere® y paclitaxel, pueden ser de forma individual los más activos para el tratamiento del cáncer gástrico, haciendo que el cáncer desaparezca por completo hasta en un 15 % de los pacientes. En la actualidad, se realizan experimentos clínicos que evalúan varias combinaciones de estos nuevos medicamentos en combinación con Platinol® y 5-FU.

Los pacientes que experimentan una reincidencia del cáncer después de una cirugía en ocasiones pueden beneficiarse del tratamiento con radioterapia, acompañada o no de quimioterapia. La radioterapia puede ser muy efectiva para controlar, durante un tiempo, los síntomas locales de un cáncer gástrico.

Ayuda nutricional

La preparación adecuada del paciente antes de cualquier procedimiento quirúrgico es importante para minimizar las complicaciones. Muchos pacientes con cáncer gástrico están desnutridos al momento del diagnóstico. No se ha demostrado que una ayuda nutricional agresiva mejore el tiempo de supervivencia, pero sí que mejora la supervivencia en el período postoperatorio inmediato. La alimentación intravenosa o a través de una sonda nasogástrica puede mejorar la nutrición antes de una cirugía.

Cirugía, ¿en qué consiste y en qué momento **DEBE REALIZARSE?**

11

Dr. Patricio Sánchez Fernández

La cirugía es el tratamiento principal y el más antiguo contra el cáncer de estómago. Durante muchos años la cirugía fue el único tratamiento disponible, antiguamente era un procedimiento radical y con resultados poco afortunados. Actualmente, la cirugía oncológica ha cambiado y ofrece la única probabilidad realista para curar el cáncer de estómago. Existen diferentes tipos de cirugía dependiendo del tipo y la etapa en que se encuentre el cáncer de estómago; sin embargo, el cirujano oncólogo intentará dejar el estómago tan normal como sea posible.

Las metas de la cirugía en cáncer de estómago son:

1. Eliminar la totalidad del volumen tumoral.
2. Corregir la obstrucción ya sea esofágica o pilórica, y menos frecuente del cuerpo gástrico.
3. Obtener márgenes libres de tumor.

4. Eliminar ganglios linfáticos con potencial riesgo de invasión por el cáncer (metástasis).
5. Colocar una sonda para alimentación.

El estómago no es un órgano esencial para la supervivencia, ante lo cual la cirugía puede involucrar resección de todo el estómago, resección del epiplón, extraer el bazo, resección de una porción del esófago, duodeno y colon.

Por lo general, el tipo de operación depende de la parte del estómago que esté afectada y de cuánto cáncer hay en el tejido circundante.

Existen tres clases de cirugía que pueden ser usadas para tratar el cáncer de estómago:

Gastrectomía total: en este tipo de cirugía se reseca por completo el estómago y los ganglios linfáticos cercanos, y puede incluir el bazo y parte del esófago, intestino grueso en su porción transversa, el páncreas y otros órganos cercanos. Esta cirugía se realiza en los pacientes que tienen propagado el cáncer por todo el estómago y a menudo también se recomienda si el cáncer se encuentra en la parte superior del estómago, cerca del esófago.

Durante la gastrectomía total se extirpa la totalidad del estómago y se reconectan los dos extremos que permanecen del tracto gastrointestinal; el esófago se une a una porción del intestino delgado llamado «yeyuno» para así tener una continuidad denominada esófago-yeyuno anastomosis.

El paciente tendrá entonces un nuevo reservorio que sólo cumplirá las funciones de paso del alimento hacia el resto del intestino delgado, por lo que su capacidad de ingestión, procesamiento y digestión de los alimentos estarán alteradas, entonces el paciente aprenderá a comer en porciones pequeñas y varias veces al día hasta que con el paso del tiempo se regularice parcialmente proceso de comer.

Esta es la operación más común para el cáncer de la parte superior del estómago; el cirujano realiza una incisión en la que se entra tanto al abdomen como al tórax, de acuerdo a la extensión del tumor y la decisión del cirujano. El enfoque alternativo consiste de una incisión en el abdomen con una incisión a través del diafragma (enfoque transhiatal). Este enfoque para la gastrectomía del cáncer en la parte superior del estómago es una alternativa segura a la torácico-abdominal estándar y evita entrar al tórax y a las complicaciones asociadas.

Cuando el cáncer se localiza en la parte media e inferior del estómago, se hace una incisión en el abdomen y toda la operación puede realizarse sin entrar al tórax.

Gastrectomía subtotal: en algunos casos es posible resecar sólo una parte del estómago. A menudo, esta operación se recomienda si el cáncer sólo se encuentra en la sección inferior del estómago. Algunas veces también se usa para cánceres que sólo se encuentran en la parte superior del estómago. Sólo una parte del estómago se reseca, y algunas veces junto a una parte del esófago o la primera parte del intestino delgado (el duodeno).

También se resecan o extirpan los ganglios linfáticos cercanos. La sección remanente del estómago es

El **reservorio natural** es donde se aloja un patógeno que provoca una enfermedad. En muchas ocasiones, quien lo hospeda no resulta afectado por la enfermedad o bien se mantiene sin síntomas. Y un **reservorio quirúrgico** es un depósito que se crea a través de una cirugía.

entonces reconectada. Es más fácil alimentarse si sólo se ha resecado una parte del estómago en lugar del estómago por completo.

Esta operación menos extensa se asocia con una mejor nutrición y con una mejor calidad de vida que la gastrectomía total, ya que se conserva un fragmento del estómago que sirve como reservorio y facilitador de la digestión.

Entre las principales complicaciones, poco frecuentes, que se presentan fuera del estómago operado se incluyen la neumonía, y las relacionadas con la unión del esófago con el estómago o intestino son las fugas de material digestivo en el lugar donde el esófago se une a la parte restante del estómago o al intestino delgado.

La probabilidad de muerte por una complicación de la enfermedad está presente en el 0 % a 5 % de los casos, dependiendo de varios factores, con la posibilidad de aumentar debido a las complicaciones de la cirugía, que son mayores en los pacientes tratados con gastrectomía total.

El paciente debe estar consciente de los riesgos de la enfermedad y de las complicaciones de los procedimientos quirúrgicos, cualquier duda con respecto al tratamiento que se le proponga debe ser aclarada por el cirujano oncólogo. El paciente y el médico deben hablar sobre la extensión de la cirugía antes de realizarla. El especialista indicado para realizar todos los procedimientos aquí mencionados es el cirujano oncólogo.

Extirpación de los ganglios linfáticos

En la gastrectomía subtotal o la total, usualmente se extirpan o resecan los ganglios linfáticos cercanos al estómago y parte del epiplón. El epiplón es una capa como un delantal de tejido adiposo que recubre al estómago y a los intestinos. La extirpación de los ganglios linfáticos es una parte muy importante de la operación. Se cree que el éxito de una cirugía está directamente asociado con el número de ganglios linfáticos extirpados por el cirujano.

En Estados Unidos se recomienda que una gastrectomía vaya acompañada por la extirpación de ganglios linfáticos adyacentes (linfadenectomía D1) con el objetivo de remover al menos 15 ganglios.

Los cirujanos en Japón han reportado muy buenos resultados al hacer una extirpación más extensa de los ganglios linfáticos adyacentes al cáncer (linfadenectomía D2). Los cirujanos en Europa y Estados Unidos no han podido igualar los resultados que han obtenido los cirujanos japoneses. No está claro si esto se debe a que los cirujanos en Japón tienen más experiencia (el cáncer de estómago es mucho más común en Japón), los pacientes japoneses tienen una enfermedad en etapa más temprana (porque se someten a pruebas de detección temprana del cáncer de estómago) y están más saludables, o si existen otros factores que desempañan un papel. En cualquier caso, para extirpar con éxito todos los ganglios linfáticos, se necesita un cirujano calificado con experiencia en la operación del cáncer de estómago. Los estudios demuestran que los resultados son mejores cuando el cirujano y el hospital tienen vasta experiencia en el tratamiento de pacientes con cáncer de estómago.

Posibles complicaciones
y efectos secundarios de la cirugía

La cirugía contra el cáncer de estómago es difícil y pueden presentarse complicaciones como: sangrado después de la cirugía, formación de coágulos de sangre y daño a los órganos cercanos durante la operación. En raras ocasiones, las conexiones nuevas hechas entre los extremos del estómago o el esófago y el intestino delgado presentan una fuga.

Las técnicas quirúrgicas han mejorado en años recientes, sólo entre el 1 % y 2 % de las personas mueren después de la cirugía de cáncer de estómago. Esta cifra es mayor (tan alta como de 5 % a 15 %) cuando la operación es más extensa, como cuando se extirpan todos los ganglios linfáticos o se debe extraer algún órgano adyacente afectado (por ejemplo, el páncreas o colon transverso) pero es menor cuando los cirujanos que practican la operación son altamente calificados.

El paciente podría presentar otros efectos secundarios después de recuperarse de la cirugía. Éstos pueden incluir acidez frecuente, dolor abdominal (particularmente después de comer) y deficiencias vitamínicas. El estómago ayuda al cuerpo a absorber algunas vitaminas. Si se resecan ciertas partes del estómago, los médicos normalmente prescriben complementos vitamínicos, de los cuales algunos sólo pueden administrarse mediante inyección. A menudo serán necesarios algunos cambios en la alimentación después de una gastrectomía parcial o total. El mayor cambio es que el paciente necesitará ingerir comidas de porciones más pequeñas y con mayor frecuencia. Algunos cirujanos tratan de dejar lo más que pueden del estómago para que los pacientes puedan alimentarse lo más normalmente posible. Sin embargo, es probable que el cáncer reaparezca. El paciente y el médico deben hablar sobre la extensión de la cirugía antes de realizarla.

Cirugía laparoscópica: otra cirugía que se puede realizar en cáncer de estómago es la cirugía laparoscópica que se realiza mediante un endoscopio, que es un tubo flexible con una cámara en la punta, que pasa al interior del abdomen a través de una pequeña incisión. A pesar de que no se realiza con frecuencia en los países occidentales, el empleo de la resección laparoscópica curativa para el cáncer gástrico está en auge, sobre todo en Japón. La resección laparoscópica en el cáncer gástrico temprano ha demostrado ser segura y efectiva en muchos estudios retrospectivos; sin embargo, aún se están realizando estudios aleatorios para comparar en forma directa la cirugía laparoscópica frente a la resección abierta. A pesar de que la resección laparoscópica curativa es más controversial en el cáncer gástrico avanzado, ésta se ha realizado en múltiples instituciones con resultados iniciales alentadores. La principal ventaja de la cirugía laparoscópica es la pronta recuperación postoperatoria; sin embargo, el tiempo quirúrgico es prolongado y realmente no mejora la probabilidad de sobrevida de los pacientes.

Es necesario enfatizar que el cirujano oncólogo debe estar altamente cualificado. Él o ella deben tener experiencia en el tratamiento del cáncer de estómago y necesitan llevar a cabo las operaciones correctas con las técnicas más actualizadas para incrementar las posibilidades de éxito y reducir el riesgo de complicaciones.

Los diferentes tipos de cirugía que se realizan en la actualidad tienen la finalidad de contribuir a la curación y mejorar la calidad de vida del paciente. En ocasiones es necesario realizar varias cirugías para lograr la meta. Es importante decir que los tumores detectados de manera temprana requieren de cirugías menos extensas y con mejores resultados.

QUIMIOTERAPIA, ¿QUÉ ES Y **CÓMO FUNCIONA?**

12

DRA. ERIKA RUIZ GARCÍA

COMÚNMENTE, la palabra «quimioterapia» causa una reacción de temor en la mayoría de las personas. Es una palabra que ha sido estereotipada por una serie de mitos y leyendas urbanas en las cuales se cree que se trata de «venenos» que causan efectos secundarios insufribles.

Iniciaremos por definir la palabra que etimológicamente significa: «tratamiento por medio de sustancias químicas». El origen de la quimioterapia se remonta a los años cuarenta, época en la que comenzaron a utilizarse bombas químicas con fines de exterminación. Una de las primeras sustancias utilizadas en las bombas fue la mostaza nitrogenada. Al realizar estudios de necropsia en algunas víctimas, se observo que la exposición a éste compuesto detenía de alguna manera la reproducción de algunas células. Esto llevó a la investigación para utilizarlo como medicamento oncológico.

Posteriormente, los investigadores descubrieron que la aplicación directa de la mostaza nitrogenada en ciertos tumores hacía que disminuyera su tamaño, y que la exposición cíclica podía destruirlo por completo. Fue entonces cuando se empezó a utilizar el término «ciclos», que se refiere a la administración consecutiva de sustancias especiales con intervalos de tiempo determinado. A partir de entonces se tienen las bases para afirmar que los tumores cancerosos son susceptibles de tratamiento por medio de agentes químicos. Así, muchos medicamentos se han desarrollado y se ha probado que la aplicación de combinaciones de diferentes medicamentos con efectos distintos dan mejores resultados. En ese momento se aplicó el concepto de «esquema», que se refiere a la utilización de sustancias diferentes en combinación para atacar un cáncer específico.

En los años setenta, se comenzaron a utilizar dichos tratamientos en todo el mundo. En ese tiempo los tratamientos eran extremadamente tóxicos y provocaban muchos efectos secundarios, prácticamente intolerantes para los pacientes. En la actualidad, los medicamentos son mejores, con menores efectos secundarios y mejor tolerancia para el paciente.

La quimioterapia comprende un grupo de medicamentos «especiales» que impiden el crecimiento de células cancerosas mediante su destrucción y evitando su multiplicación. Se puede administrar a través de la vena o bien por vía oral, es decir, en forma de tableta. La quimioterapia viajará en la sangre llegando a casi todos los rincones del cuerpo (por lo que tiene acción contra las metástasis, es decir, contra los tumores que se encuentran diseminados en el organismo); afecta tanto a células tumorales como a células normales. La vía de administración, así como el tiempo de aplicación de la quimioterapia varía de acuerdo al tipo de cáncer que se tenga, la etapa clínica, el objetivo del tratamiento (por ejemplo, si es para la reducción del tumor o para disminuir los síntomas).

Etapa temprana

Cuando el cáncer de estómago se detecta en una etapa temprana, se debe realizar cirugía y posteriormente, se prescribe la quimioterapia en combinación con la radioterapia con la finalidad de matar las posibles micro-metástasis que pudieran existir, es decir, erradicar posibles células tumorales que no es posible detectar. A este tratamiento, se le llama «quimioterapia adyuvante» y el objetivo es que el paciente quede curado, destruyendo cualquier célula cancerosa que haya quedado. El tiempo aproximado de quimioterapia es de 6 meses. Hay diferentes esquemas de aplicación, los cuales serán determinados por el médico oncólogo.

Etapa localmente avanzada

Cuando el cáncer de estómago se detecta cuando ya no es posible quitar el tumor a través de la cirugía, se opta por dar un tratamiento que disminuya el tamaño tumoral, que permita posteriormente la extirpación del tumor. Este tratamiento se conoce con el nombre de «quimioterapia neoadyuvante».

A nivel mundial existen dos tendencias: se puede utilizar únicamente quimioterapia antes de la cirugía o bien dar un tratamiento inicial de quimio-radioterapia. Ambas tendencias buscan disminuir el volumen tumoral, varían en porcentaje de respuesta y perfil de toxicidad. Hay que señalar que después de la cirugía y de acuerdo a los resultados de patología (se analiza minuciosamente el tumor extirpado) se pasa nuevamente a quimioterapia. El tiempo y tipo de quimioterapia será determinado por el análisis del tumor. La idea de reducir el tumor y quitarlo tiene una finalidad, tratar que el paciente quede curado y que no regrese la enfermedad, es decir, aumentar la probabilidad de vida de los pacientes.

En algunas ocasiones, sucede que durante el tratamiento neoadyuvante, el tumor en lugar de reducir, aumenta de tamaño, esto se debe a que la célula tumoral genera resistencia a los medicamentos (es decir que crea mutaciones), por lo que la quimioterapia pierde eficacia y en lugar de existir respuesta hay progresión de la enfermedad. Por lo que el médico oncólogo valorará si es necesario un cambio de quimioterapia a una segunda línea. Como ya mencioné hay varios medicamentos de quimioterapia que se utilizan para el tratamiento de cáncer gástrico: se incluyen el 5-FU (fluorouracilo), el ácido folínico, la doxorrubicina, la epirubicina, el cisplatino, docetaxel, paclitaxel irinotecán, capecitabina, oxaliplatino.

Etapa avanzada

Cuando el cáncer de estómago se encuentra en una etapa avanzada, la quimioterapia se indica como tratamiento paliativo, cuyo objetivo es quitar síntomas (por ejemplo, el dolor, quitar la obstrucción y que el paciente pueda pasar los alimentos, etcétera), mejorando de esta forma, en la medida de lo posible, la calidad de vida de los pacientes.

Se inicia con un esquema de quimioterapia el cual se indicará por largos períodos de tiempo. Siempre y cuando se esté logrando el objetivo (paliación de síntomas) y que la toxicidad sea mínima.

Terapia biológica

El conocimiento del código genético humano ha permitido conocer mejor ciertas enfermedades, entre ellas el cáncer. Todos los seres humanos tenemos unos genes llamados oncogenes, que pueden desencadenar la multiplicación desordenada de células y por consiguiente un cáncer. También tenemos otros genes llamados supresores, que se encargan de frenar a los oncogenes. Si existe un equilibrio balanceado entre estos dos, no se desarrollaran los tumores malignos. El HER-2/neu es un gen que puede ser medido, si existe una sobreexpresión de este oncogén significa que hay un desbalance entre éste y los genes supresores, y que es necesario dar un tratamiento (una terapia blanco) en combinación con la quimioterapia para corregir este desbalance.

Pero ¿qué es una terapia blanco? Es un fármaco más sofisticado que la quimioterapia, se trata de pequeñas moléculas o anticuerpos modificados por ingeniería genética. Estos anticuerpos pueden identificar sustancias en las células cancerosas, o en células normales que pueden ayudar a crecer a las células cancerosas. Los anticuerpos se unen a las sustancias y destruyen las células cancerosas, bloquean su crecimiento o impiden que se diseminen. Por lo tanto, son más específicos que la quimioterapia. Con la combinación de estas terapias se ha logrado aumentar las tasas de respuesta (reducción tumoral) aumentando la sobrevida del paciente. Las terapias blanco utilizadas en la actualidad, en cáncer gástrico son trastuzumab y lapatinib.

Efectos secundarios de la quimioterapia

Como mencioné anteriormente, debido a que la quimioterapia tiene la posibilidad de dañar células y tejidos sanos, los efectos secundarios son frecuentes. El tipo de efectos secundarios dependen de la sensibilidad de cada paciente, también del tipo de medicamento que se use, la cantidad que se administre y la duración del tratamiento.

Los efectos secundarios más comunes pueden incluir:

- Náusea y vómito.
- Falta de apetito.
- Enrojecimiento, adormecimiento, dolor de manos y pies, principalmente con cambios bruscos de temperatura.
- Alteraciones en los hábitos intestinales (presencia de flatos, diarrea o estreñimiento).
- Llagas en la boca.
- Piel reseca.
- Baja de las células de la defensa (glóbulos blancos), que conlleva un riesgo mayor de infecciones.

- Anemia.
- Cansancio.

Hay que aclarar que durante la quimioterapia los síntomas pueden presentarse desde muy leves hasta muy graves. Es recomendable que si tienes algún síntoma intenso o hay presencia de fiebre (38.0 grados o más), acudas con tu médico oncólogo, él sabrá exactamente qué hacer (por ejemplo, si presentas infección, te prescribirán antibióticos).

Con la quimioterapia se puede dañar la médula ósea, donde se producen nuevas células sanguíneas, y los recuentos de células sanguíneas pueden bajar. Esto puede resultar en aumento del riesgo de infecciones, sangrado o aparición de moretones después de cortes o lesiones menores (a causa de una disminución de plaquetas), cansancio y dificultad para respirar (debido a la reducción en los recuentos de glóbulos rojos).

Los efectos secundarios son usualmente temporales y desaparecen después de finalizar el tratamiento. Por ejemplo: el cabello usualmente volverá a crecer después de que termine el tratamiento.

Algunos medicamentos de quimioterapia tienen efectos secundarios específicos:

Neuropatía: algunos fármacos pueden causar daño a nervios fuera del cerebro y la médula espinal. Esto en ocasiones puede provocar síntomas (principalmente en los pies y las manos) como dolor, ardor, hormigueo, sensibilidad al frío o al calor, y debilidad. En la mayoría de los casos, estos síntomas desaparecen una vez que finaliza el tratamiento, pero en algunos pacientes pueden durar mucho tiempo. También se pueden afectar los nervios en la garganta, lo que causa dolor de garganta que empeora cuando se trata de comer alimentos o beber líquidos fríos. Este dolor puede causar dificultad para tragar o incluso respirar, y puede durar varios días después del tratamiento.

Lesiones al corazón: algunos medicamentos (doxorrubicina y epirubicina) pueden causar daño permanente al corazón si se usan por mucho tiempo o en altas dosis. Por esta razón, los médicos controlan cuidadosamente las dosis y usan estudios del corazón, tal como ecocardiogramas que le permiten al médico ver qué tan bien funciona el corazón de cada paciente, para supervisar la función cardiaca. El tratamiento con estos medicamentos se suspende tan pronto como surja el primer signo de daño al corazón.

Tu médico debe proporcionarte información específica sobre cada medicamento que recibas y esta información debe brindártela antes de comenzar el tratamiento.

En el mercado existen muchos medicamentos que pueden reducir parte de los efectos secundarios, por ejemplo, podrías tomar medicamentos para prevenir o reducir las náuseas y los vómitos. Si bajan los glóbulos blancos, tu médico podría mandarte filgastrim o pegfilgastrim que los aumenta, disminuyendo de esta forma el riesgo de contraer infecciones.

Durante el tratamiento, el médico puede sugerir:

- Lavarse frecuentemente las manos.
- Evitar las frutas y los vegetales frescos y crudos, así como otros alimentos, porque pueden tener gérmenes.
- Evitar flores frescas y plantas porque pueden portar moho.
- Asegurarse de que las personas se laven las manos cuando hacen contacto con usted.
- Evitar lugares con muchas personas y enfermos (el uso de una mascarilla quirúrgica ofrece cierta protección en estas situaciones).

También podrían administrar antibióticos antes de que surjan signos de una infección, o al primer signo de que se está desarrollando una infección.

Si el número de plaquetas es bajo, se le pueden administrar medicamentos o transfusiones de plaquetas para ayudar a evitar el sangrado en caso de ser necesario someterlo a procedimientos invasivos. De igual forma, la dificultad para respirar y el cansancio extremo causados por los bajos niveles de glóbulos rojos pueden ser tratados con medicamentos o con trasfusiones de glóbulos rojos.

Lo más importante es la comunicación que establezcan el paciente y el médico oncólogo.

Radioterapia, ¿En qué casos y CÓMO FUNCIONA? 13

La radioterapia es un tratamiento para ciertas enfermedades como el cáncer; emplea rayos penetrantes de ondas de alta energía o corrientes de partículas, llamados «radiación». Algunas personas creen que la radioterapia es un tratamiento en el que se utiliza fuego, calor o algo parecido que les puede ocasionar quemaduras en el cuerpo. Esto es erróneo y es importante que estén enterados de que la radiación es una fuente natural de energía —como los rayos solares— generados por medio de aparatos especiales, y puede ser de bajas dosis o altas dosis. Los especialistas encargados de planear y administrar este tipo de tratamiento son los radioterapeutas o radio-oncólogos.

La radioterapia es utilizada en muchos tipos de cáncer en casi todas las partes del cuerpo. Más de la mitad de las personas que tienen cáncer son tratadas con alguna forma de radioterapia. Muchos pacientes que recibieron radioterapia sola o en combinación con otros tratamientos están ahora libres de cáncer.

La radioterapia se desarrolló con los descubrimientos de los rayos x y de la radiación, realizados por los científicos Roentgen y Becquerel en 1895. Las primeras máquinas especiales para la radioterapia eran muy rudimentarias, por lo que provocaban grandes daños al organismo: quemaduras tanto externas (piel) como internas (corazón, pulmón, huesos, etcétera). La evolución científica ha llevado a mejorar sustancialmente estos equipos que hoy en día dirigen cantidades específicas de radiación a los tumores o a las áreas del cuerpo que han tenido la enfermedad.

En resumen, la radioterapia es el tratamiento que utiliza rayos x o partículas de alta energía que se proyectan a un sitio específico del cuerpo para eliminar células cancerosas.

Hay dos tipos de radioterapia: la externa que utiliza una máquina llamada acelerador lineal, la cual envía la radiación hacia donde está el cáncer y la interna, que utiliza una sustancia radioactiva sellada en agujas, semillas, cables o catéteres que se colocan directamente en el cáncer o cerca del mismo.

El objetivo de la radioterapia es matar a las células tumorales o evitar que éstas crezcan y se multipliquen. Debido a que las células tumorales crecen y se multiplican más rápido que la mayoría de las células normales que las rodean, la radioterapia puede tratar exitosamente muchos tipos de cáncer. Cierto es que las células normales también son atacadas por la radiación pero, a diferencia de las células malignas, la mayoría se recuperan de los efectos. Para disminuir el daño a las células normales, se limita la dosis de radiación cuidadosamente y se reparte el tratamiento a lo largo de un tiempo determinado. El objetivo es proteger todo el tejido normal que sea posible. Un punto importante es que el tejido vivo absorbe de manera acumulativa la dosis de radiación y tiene un límite de tolerancia que no debe excederse, lo que significa que al planearse el tratamiento se calcula y administra la dosis máxima tolerada por los tejidos y esa zona nunca más podrá ser expuesta a radiación.

La radioterapia puede darse antes, durante o después de la quimioterapia. Después de diagnosticarse el cáncer de estómago, se realizan pruebas para determinar la extensión (etapa) de las células cancerosas y de acuerdo a esos resultados, se normará el tratamiento. En cáncer gástrico, la radioterapia consiste en dirigir las radiaciones al estómago y a los ganglios linfáticos que lo rodean.

Para realizar este procedimiento, el paciente inicialmente pasa por una simulación, la cual se describe a continuación.

Simulación: esta sesión se usa para determinar las áreas del tratamiento con radiación y la mayor parte de la planificación del tratamiento. Durante la simulación, el paciente permanece acostado sobre una mesa similar a las usadas para una exploración por tomografía computarizada. La mesa cuenta con la posibilidad de subir, bajar y girar sobre un eje central. Las dimensiones y movimientos de la máquina de «simulación» corresponden, de manera bastante aproximada, a los de un verdadero acelerador lineal. En lugar de administrar un tratamiento con radiación, el simulador permite al radioterapeuta-oncólogo y a los técnicos observar el área a tratar. El cuarto se obscurece por períodos mientras se establecen las áreas de tratamiento y se trazan marcas temporales en la piel del paciente con marcadores mágicos. El radioterapeuta- oncólogo es asistido por uno o más técnicos en radiación y con frecuencia también por un dosimetrista que realiza los cálculos necesarios para la planificación del tratamiento. La simulación puede durar entre quince minutos a una hora o más, dependiendo de la complejidad de lo que se planifica.

Un **dosimetrista** es el que determina qué tanta radiación y cuántos tratamientos se necesitan.

Cuando ya se han establecido de manera satisfactoria los aspectos de las áreas del tratamiento, se toman los rayos x que representan estas áreas. En la mayoría de los centros, el paciente recibe varios «tatuajes» que indican las áreas de tratamiento y que reemplazan las marcas hechas antes con marcadores mágicos. Estos tatuajes no son muy detallados y son tan sólo pinchazos marcados con tinta que parecen pequeñas pecas. Mediante estos tatuajes, los técnicos en radiación establecen a diario las áreas del tratamiento con precisión, y el paciente puede lavarse y bañarse sin preocuparse por borrarlas.

Casi siempre el tratamiento con radiación se realiza en un cuarto aparte del de simulación. La planificación y las áreas del tratamiento que resultan de la sesión de simulación se llevan al cuarto de tratamiento que cuenta con un acelerador lineal que apunta hacia una mesa similar a la del cuarto de simulación. Se verifica la planificación del tratamiento y sólo se inicia luego de que el oncólogo y los tecnólogos han revisado otra vez las áreas de tratamiento y los cálculos, y se encuentren muy satisfechos de las «especificaciones».

El médico radioterapeuta definirá el número de sesiones o también llamadas fracciones, que cada paciente deberá de recibir. Hay diferentes esquemas, generalmente se dan de lunes a viernes por varias semanas. Este tratamiento se utiliza principalmente en conjunto con la quimioterapia (terapia llamada quimio-radiación).

En etapa avanzada, la radioterapia se utiliza para interrumpir hemorragias, aliviar el dolor o disminuir el tamaño de un tumor que estuviera bloqueando al estómago.

Etapa temprana

Todos los pacientes con cáncer de estómago en etapa temprana deben ser sometidos a cirugía y terapia adyuvante. Durante algún tiempo los pacientes únicamente eran tratados con cirugía. Pero se observó que varios pacientes presentaban recaídas, es decir, el cáncer regresaba. Se han realizado diferentes estudios y hoy en día se sabe que la recaída es secundaria a la presencia de micro-metástasis no detectadas por métodos convencionales. Por eso hoy en día, un paciente después de ser sometido a cirugía, debe recibir un tratamiento adyu-

> La **sobrevida** es la probabilidad de que un paciente viva determinado tiempo después de que se le diagnosticó una enfermedad.

vante, es decir, un tratamiento que erradique la presencia de micro-metástasis y consecuentemente aumente la sobrevida global del paciente.

La escuela norteamericana sugiere el empleo de la quimio-radioterapia adyuvante, debido a que la terapia adyuvante aumenta de manera significativa la supervivencia de los pacientes con cáncer gástrico, por lo que debería convertirse en el tratamiento estándar para esta enfermedad. El promedio de supervivencia después de la cirugía y la terapia adyuvante es de 36 meses.

Etapa localmente avanzada

Se refiere a la etapa en la que el paciente presenta gran volumen tumoral pero aún sin la presencia de metástasis a distancia. En esta etapa, no hay posibilidad de realizar una cirugía de primera instancia. Por lo tanto, se indica un tratamiento con quimioterapia o bien con quimio-radioterapia. La finalidad de este tratamiento es disminuir el volumen tumoral para después realizar el procedimiento quirúrgico. Después de algunos ciclos de quimioterapia (con o sin radioterapia), el paciente es reevaluado con estudios de imagen, se hace una comparación del tumor inicial y posterior a la terapia. Si el paciente presenta respuesta será sometido a cirugía. En caso de progresión, es decir, nula respuesta al tratamiento, el paciente quedará únicamente bajo tratamiento de quimioterapia paliativa.

Etapa avanzada

Un paciente en etapa avanzada, difícilmente alcanzará la curación, dado que la enfermedad se encuentra diseminada en todo el cuerpo. El objetivo de que un paciente reciba un tratamiento es paliar síntomas, en otras palabras, se busca disminuir o controlar síntomas, como dolor, sangrado, obstrucción, al lograr este objetivo se mejorará la calidad de vida del paciente.

Se puede utilizar tanto la quimioterapia o la radioterapia según sea el caso y las características del paciente.

Efectos secundarios de la radioterapia

Como se mencionó previamente, la radioterapia moderna se realiza mediante aceleradores lineales. Estas máquinas y otras técnicas novedosas han permitido a los radioterapeutas-oncólogos reducir de manera significativa los efectos secundarios y también mejorar la capacidad de enviar una dosis de radiación curativa a las áreas con cáncer y disminuir las dosis de radiación que llegan al tejido normal.

La mayoría de los pacientes logra someterse a la radioterapia sin mayor dificultad. Sin embargo, la posibilidad de que un paciente experimente efectos colaterales es muy variable. La dosis que causa alguna molestia en un paciente puede que no cause efectos secundarios en otros. Si se presentan efectos secundarios, el paciente debe informar a los técnicos y al oncólogo, ya que casi siempre hay un tratamiento disponible y eficaz.

Los efectos secundarios de la radioterapia para el cáncer de estómago pueden incluir:

- Ardor o quemaduras (de diferentes grados) en la piel, del sitio donde el paciente fue radiado.
- Náusea y vómito.

- Diarrea.
- Cansancio, debilidad.
- Infecciones secundarias a alteraciones en la sangre, es decir, se disminuyen los glóbulos blancos o leucocitos (de las células de la defensa).

Por lo general, éstos desaparecen varias semanas después de haberse completado el tratamiento. El paciente debe hablar con el doctor sobre cualquier efecto secundario que tenga, ya que a menudo existen formas de aliviarlos. Es común que algunos pacientes presenten cambios en los patrones de sueño o de descanso durante el período de la radioterapia; algunos pacientes también presentan una sensación de cansancio y de fatiga.

La radioterapia en el área abdominal y pélvica puede causar diarrea, calambres abdominales o un aumento en la frecuencia de los movimientos del intestino o la micción (orina). Estos síntomas son muy a menudo temporales y desaparecen una vez que se termina la radiación. Algunas veces, los calambres abdominales pueden acompañarse de náusea.

También, la radioterapia puede afectar el recuento de las células de la sangre y, en especial, puede disminuir el recuento de leucocitos y de plaquetas de acuerdo a la cantidad de la médula ósea que se involucra en el área de tratamiento y dependiendo de sí el paciente recibió o no quimioterapia antes o la está recibiendo en ese momento. Con frecuencia, estos cambios en el conteo celular son insignificantes y se restablecen una vez que finaliza la radiación. No obstante, muchos centros de radioterapia tienen como política controlar el conteo sanguíneo por lo menos una vez durante los tratamientos con radiación.

Cuando se administra la radiación concomitantemente (que actúa conjuntamente) con la quimioterapia, a menudo los efectos secundarios tienden a ser sinérgicos, es decir, a aumentar o agravarse.

Es poco frecuente que aparezcan complicaciones luego del tratamiento con la radiación del cáncer gástrico. Entre las posibles complicaciones se encuentran: la obstrucción intestinal, las úlceras o un segundo cáncer causado por la radiación. Las probabilidades de que aparezcan estas complicaciones luego del tratamiento también se ven afectadas por previas cirugías abdominales o pélvicas extensas, la radioterapia o la quimioterapia que coinciden.

Por lo anterior, es muy importante que el paciente reciba su tratamiento en un centro que tenga experiencia en el tratamiento contra el cáncer de estómago.

Los estudios clínicos son una forma de tener acceso a la atención de vanguardia para el cáncer. Es la única forma que tienen los médicos de aprender mejores métodos para tratar el cáncer.

¿QUÉ SUCEDE DESPUÉS DEL TRATAMIENTO DEL CÁNCER DE ESTÓMAGO?

LAS PRIORIDADES en la medicina moderna son: preservar la vida, conservar la función y mejorar la calidad de vida. Para algunas personas con cáncer de estómago, el tratamiento puede que remueva o destruya totalmente el cáncer. Sin embargo, completar el tratamiento puede causar tanto estrés como entusiasmo. El paciente tal vez sienta alivio de haber completado el tratamiento, aunque aún resulte difícil no sentir preocupación sobre el regreso del cáncer.

Cuando el cáncer regresa se le llama «recurrencia». Ésta es una preocupación muy común entre las personas que han tenido cáncer. Puede que tome un tiempo antes de que sus temores disminuyan. No obstante, puede que sea útil saber que muchos sobrevivientes de cáncer han aprendido a vivir con esta incertidumbre y hoy día viven vidas plenas. Para otras personas puede que el cáncer nunca desaparezca por completo. Estas personas puede que reciban tratamientos regularmente con quimioterapia, radioterapia u otras terapias para tratar de ayudar a mantener el cáncer en control. Aprender a vivir con un cáncer que no desaparece puede ser difícil y muy estresante, ya que tiene su propio tipo de incertidumbre.

Atención de seguimiento

Cuando finaliza el tratamiento resulta muy importante que el paciente acuda a todas las citas de seguimiento. Durante estas visitas, los médicos le harán preguntas sobre cualquier problema que tenga y le harán exámenes, análisis de laboratorios, radiografías y estudios por imágenes para determinar si hay signos de cáncer o para tratar los efectos secundarios del tratamiento. Casi todos los tratamientos contra el cáncer tienen efectos secundarios. Algunos de ellos duran de unas pocas semanas a meses, pero otros pueden durar el resto de su vida. Éste es el momento en el que los pacientes deben hacer cualquier tipo de preguntas sobre los cambios o problemas que el paciente note, así como hablar de cualquier inquietud que pudiera tener.

La mayoría de los médicos recomienda atención de seguimiento, con un examen físico y revisión de síntomas cada 4 a 6 meses por los primeros 3 años, luego de esto al menos cada año. Por lo general, las exploraciones y las pruebas de laboratorio no son necesarias en cada visita, pero se pueden hacer si se presentan síntomas sospechosos o hallazgos durante la exploración física. Asimismo, el médico probablemente verificará con regularidad los niveles de vitamina B12, si la parte superior de su estómago fue extirpada.

Someterse a una cirugía debido a cáncer de estómago probablemente significará que sus hábitos alimentarios tendrán que cambiar en cierta medida. Es probable que el paciente no pueda comer grandes cantidades de alimentos al mismo tiempo. El médico puede sugerir que acuda a un nutricionista o con un nutriólogo, quien puede ayudarle para ajustarse a esto.

Las personas que se han sometido a una cirugía (especialmente si la parte superior del estómago ha sido extirpada mediante una gastrectomía total o subtotal) probablemente necesitarán hacerse con regularidad pruebas para analizar los niveles sanguíneos de vitaminas y puede que necesiten complementos vitamínicos que incluyan inyecciones de B12. (La pastilla de vitamina B12 no puede ser absorbida si se extirpó la parte superior del estómago). Todo esto con el propósito de verificar si su cáncer ha regresado o si se ha diseminado a otra parte del cuerpo (metástasis). Resulta importante mantener su seguro médico. Las pruebas y las visitas al médico cuestan mucho dinero; sin embargo, pese a que nadie quiere pensar que el cáncer puede regresar, esto podría suceder.

¿Qué médico debo ver ahora?, ¿con qué frecuencia?

El paciente tendrá que decidir qué médico le proporcionará el cuidado de seguimiento después del cáncer y quiénes le brindarán otro tipo de atención médica. El cuidado de seguimiento después del cáncer se lo puede proporcionar el mismo médico que atendió su tratamiento. En cuanto a otra atención médica, el paciente puede seguir viendo al médico familiar o al especialista, según sea necesario.

Dependiendo de dónde viva, puede ser más conveniente que el médico de la familia siga el caso, en vez de viajar largas distancias para ver a un oncólogo. No importa a quien elija como médico, pero debe tratar de buscar a alguien con quien se sienta cómodo. En la primera visita de seguimiento, el paciente debe pedir al médico que le recomiende un programa de seguimiento. Algunas organizaciones médicas tienen también guías de seguimiento para ciertos tipos de cáncer y actualizan esta información a medida que los investigadores desarrollan nuevos enfoques para el cuidado de seguimiento.

El cuidado de seguimiento será diferente para cada persona tratada por cáncer, así como de la salud general. Los investigadores todavía están aprendiendo acerca de los mejores enfoques para el cuidado de seguimiento. Por eso es importante que el médico ayude a determinar qué plan de seguimiento es apropiado para el paciente.

Por último, es importante tener presente que algunos planes de seguros pagan por el cuidado de seguimiento sólo con ciertos médicos y por un número fijo de visitas. Cuando programe su cuidado de seguimiento, es mejor que verifique su plan de seguro de salud, para ver qué restricciones aplican en el caso de su cuidado de seguimiento después del tratamiento del cáncer.

Consultas con un nuevo médico

En algún momento después del diagnóstico y tratamiento del cáncer, es posible que el paciente tenga que consultar a un médico nuevo, quien desconoce totalmente sus antecedentes médicos. Es importante que el paciente le proporcione a su nuevo médico los detalles de su diagnóstico y tratamiento.

Asegúrese de tener la siguiente información a la mano:

- Una copia del informe de patología de cualquier biopsia o cirugía.
- Si se sometió a una cirugía, una copia del informe del procedimiento.
- Si se le admitió en el hospital, una copia del resumen al alta que los médicos preparan cuando envían al paciente a su casa.
- Si recibió radioterapia, una copia del resumen de su tratamiento.
- Si ha recibido quimioterapia, o terapias dirigidas, una lista de sus medicamentos, las dosis de los medicamentos y cuándo los tomó.

Es posible que el médico quiera copias de esta información para mantener un expediente, pero usted siempre debe mantener copias en su poder.

Cambios en el estilo de vida

El paciente no puede cambiar el hecho de que ha tenido cáncer. Lo que sí puede cambiar es la manera en que vivirá el resto de su vida al tomar decisiones que le ayuden a mantenerse sano y a sentirse tan bien como pueda. Éste puede ser el momento de reevaluar varios aspectos de la vida. Tal vez esté pensando de qué manera mejorar su salud a largo plazo. Algunas personas incluso comienzan durante el tratamiento.

Tome decisiones más saludables

Para muchas personas, un diagnóstico de cáncer les ayuda a enfocarse en la salud de maneras que tal vez no pensaban mucho en el pasado. ¿Hay cosas que podría hacer para que sea una persona más sana? Tal vez el sujeto con cáncer podría tratar de comer alimentos más sanos o hacer más ejercicio. Tal vez podría reducir el consumo de alcohol o dejar el tabaco. Incluso cosas como mantener su nivel de estrés bajo control pueden ayudar. Éste es un buen momento para considerar hacer cambios que puedan tener buenos efectos durante el resto de su vida. Se sentirá mejor y además estará más sano.

El paciente debe comenzar a trabajar los aspectos que más le inquietan. Debe obtener ayuda para aquellos que le resulten más difíciles. Por ejemplo, si está considerando dejar de fumar y necesita ayuda, puede acudir a una clínica del fumador para apoyo. La información que le proporcionan puede ayudar a incrementar sus probabilidades para dejar de fumar para siempre.

Alimentarse mejor

Alimentarse bien puede ser difícil para cualquier persona, aunque puede ser aún más difícil durante y después del tratamiento del cáncer. El tratamiento puede cambiar su sentido del gusto. Las náuseas pueden ser un problema. Tal vez no tenga apetito y pierda peso cuando no lo desea; o puede que haya aumentado de peso y que no pueda bajar el peso aumentado. Todas estas cosas pueden causar mucha frustración. Si el tratamiento causa cambios de peso o problemas con la alimentación o el sentido del gusto, el paciente debe comer lo mejor que pueda y recordar que estos problemas usualmente se alivian con el pasar del tiempo. Puede que encuentre útil comer porciones pequeñas cada 2 o 3 horas hasta que se sienta mejor. El paciente puede preguntar también a los especialistas en cáncer que lo atienden sobre los servicios de un nutricionista, un experto en nutrición que le puede dar ideas sobre cómo lidiar con estos efectos secundarios de su tratamiento.

Una de las mejores cosas que puede hacer después del tratamiento del cáncer consiste en adoptar hábitos sanos de alimentación. Puede que le sorprendan los beneficios a largo plazo de algunos cambios simples, como aumentar la variedad de alimentos saludables que consume. Debe tratar de comer cinco o más porciones de frutas y verduras cada día. Asimismo, debe consumir alimentos de grano integral en lugar de aquellos hechos con azúcares y harinas blancas. Tratar de limitar las carnes con alto contenido de grasa. Disminuir el consumo de carnes procesadas, como salchichas (hot-dogs), mortadela y tocino. Mejor aún, si es posible, no debe consumir estos alimentos. Si toma alcohol, debe limitarlo a una o dos bebidas por día como máximo.

Descanso, cansancio, trabajo y ejercicio

El cansancio extremo, también llamado fatiga, es muy común en las personas que reciben tratamiento contra el cáncer. Éste no es un tipo de cansancio normal, sino un agotamiento que no se alivia con el descanso. Para algunas personas, el cansancio dura por mucho tiempo después del tratamiento, y puede dificultar hacer ejercicio y otras tareas que los pacientes desean llevar a cabo. No obstante, el ejercicio puede ayudar a reducir el cansancio. Los estudios han mostrado que los pacientes que siguen un programa de ejercicio, adaptado a sus necesidades personales se sienten mejor física y emocionalmente, y pueden lidiar mejor con la situación.

Si la persona con cáncer estuvo enferma y no muy activa durante el tratamiento, es normal haber perdido algo de su forma física, resistencia y fuerza muscular. Cualquier plan de actividad física debe ajustarse a su situación. Una persona de edad más avanzada que nunca se ha ejercitado no podrá hacer la misma cantidad de ejercicio que una de 20 años que juega tenis dos veces a la semana. Si no ha hecho ejercicio en varios años, el sujeto tendrá que comenzar lentamente. Quizás deba comenzar con caminatas cortas. Antes de empezar, debe hablar con el grupo de profesionales de la salud que lo atienden. Pregúnteles qué opinan sobre su plan de ejercicio. Luego, debe tratar de conseguir a alguien que lo acompañe a hacer los ejercicios de manera que no los haga solo. Cuando los familiares o los amigos participan en el nuevo programa de ejercicio, el paciente obtiene ese impulso adicional que necesita para mantenerse activo cuando el entusiasmo simplemente no exista.

Si el paciente siente demasiado cansancio, necesitará balancear la actividad con el descanso. Está bien que descanse cuando lo necesite. En ocasiones resulta realmente difícil para algunas personas permitirse tomar descansos cuando estaban acostumbradas a trabajar todo el día o a asumir las responsabilidades del hogar. Sin embargo, éste no es el momento de ser muy exigente. Debe estar atento a lo que el cuerpo desea y descansar cuando sea necesario. Está bien que descanse cuando lo necesite.

Tenga en cuenta que el ejercicio puede mejorar la salud física y emocional porque:

- Mejora el estado cardiovascular (corazón y circulación).
- Junto con una buena alimentación, ayudará a lograr y a mantener un peso saludable.
- Fortalece los músculos.
- Reduce el cansancio y ayuda a obtener más energía.
- Ayuda a reducir la ansiedad y la depresión.
- Lo hace sentir más feliz.
- Lo hace sentir mejor consigo mismo.

Y a largo plazo sabemos que el ejercicio desempeña un papel importante en ayudar a reducir el riesgo de algunos cánceres. Algunas sociedades que luchan contra el cáncer, recomiendan que los adultos deben participar en actividades físicas de moderadas a vigorosas, más allá de las actividades usuales, por lo menos 30 minutos durante 5 o más días a la semana; 45 a 60 minutos de actividad física intencional es aún mejor.

Su salud emocional

Cuando termina el tratamiento es posible que el paciente se sienta agobiado con muchas emociones diferentes. Esto les sucede a la mayoría de las personas. Es posible que haya pasado por mucho durante el tratamiento a tal punto que sólo se pueda enfocar cada día en finalizar con todo su tratamiento. Ahora puede que sienta que muchos otros asuntos se suman a su carga. Puede que se encuentre pensando sobre la muerte y el proceso de morir; o tal vez esté más consciente del efecto del cáncer en su familia y amigos, al igual que en su empleo.

Quizá éste sea el momento para reevaluar su relación con sus seres queridos. Otros asuntos inesperados también pueden causar preocupación. Por ejemplo, a medida que el paciente está más saludable y acuda menos al médico, consultará con menos frecuencia a su equipo de atención médica y tendrá más tiempo disponible. Estos cambios pueden causar ansiedad para algunas personas.

Casi todas las personas que han tenido cáncer pueden beneficiarse al recibir algún tipo de apoyo. El paciente necesita personas a las que pueda acudir para que le brinden fuerza y consuelo. El apoyo puede presentarse en diversas formas: familia, amigos, grupos de apoyo, iglesias o grupos espirituales, comunidades de apoyo en línea u orientadores individuales.

Lo que es mejor para el paciente depende de su situación y de su personalidad. Algunas personas se sienten seguras en grupos de apoyo entre pares o en grupos de educación. Otras prefieren hablar en un entorno informal, como la iglesia. Es posible que otras se sientan más a gusto hablando en forma privada con un amigo de confianza o un consejero. Sea cual sea su fuente de fortaleza o consuelo, debe asegurarse de tener un lugar al que recurrir en caso de tener inquietudes.

El cáncer puede ser una experiencia muy solitaria. No es necesario ni conveniente que el paciente trate de lidiar solo con todo. Sus amigos y familiares pueden sentirse excluidos si él decide que no participen de esta experiencia. El paciente debe dejar claro que tanto ellos como cualquier otra persona que así lo considere puedan ayudarle. Si no sabe a quién recurrir para pedir ayuda, debe buscar un grupo de apoyo, porque le podría ser de utilidad.

Si el tratamiento deja de surtir efecto

Si el cáncer continúa creciendo o regresa después de cierto tratamiento, es posible que otro plan de tratamiento pudiera aún curar el cáncer, o por lo menos reducir su tamaño lo suficiente como para ayudar al paciente a vivir más tiempo y hacerlo sentir mejor. Sin embargo, cuando una persona ha recibido muchos tratamientos diferentes y no hay mejoría, el cáncer tiende a volverse resistente a todos los tratamientos. Si esto ocurre, es importante sopesar los posibles beneficios limitados de un nuevo tratamiento y las posibles desventajas del mismo. Cada persona tiene su propia manera de considerar esto.

Cuando llegue el momento en que el paciente ha recibido muchos tratamientos médicos y ya nada surte efecto, ésta probablemente sea la parte más difícil de su batalla contra el cáncer. Su médico puede ofrecerle nuevas opciones, pero necesita considerar que llegará el momento en que sea poco probable que el tratamiento mejore su salud o cambie su pronóstico o supervivencia.

Si quiere continuar con el tratamiento mientras pueda, el paciente necesita pensar sobre las probabilidades de obtener algún beneficio del tratamiento y los posibles riesgos y efectos secundarios. En muchos casos, el médico puede calcular la probabilidad de que el cáncer responda al tratamiento que considere el paciente. Por ejemplo, el médico puede indicar que administrar más quimioterapia o radiación pudiera tener alrededor de 1 % de probabilidad de surtir efecto. Algunas personas aún sienten la tentación de tratar esto, pero resulta importante pensar y entender las razones por las cuales se está eligiendo este plan.

Independientemente de lo que decida hacer el paciente, necesita sentirse lo mejor posible. Debe asegurarse de pedir y recibir el tratamiento para cualquier síntoma que pudiese tener, tal como náusea o dolor. Este tipo de tratamiento se llama «paliativo». La atención paliativa ayuda a aliviar síntomas, pero no se espera que cure la enfermedad. Se puede administrar junto con el tratamiento del cáncer, o incluso puede ser el tratamiento del cáncer. La diferencia es el propósito con que se administra el tratamiento. El propósito principal de la atención paliativa es mejorar la calidad de su vida, o ayudarle a sentirse tan bien como pueda, tanto tiempo como sea posible. Algunas veces esto significa que se usarán medicamentos para ayudar a aliviar los síntomas, como el dolor o la náusea. Algunas veces, sin embargo, los tratamientos usados para controlar los síntomas son los mismos que se usan para tratar el cáncer. Por ejemplo, la radiación se pudiera usar para ayudar a aliviar el dolor en los huesos causado por el cáncer que se ha propagado hasta allí. Por otro lado, la quimioterapia pudiera usarse para ayudar a reducir el tamaño del tumor y evitar que bloquee los intestinos. Sin embargo, esto no es lo mismo que recibir tratamiento para tratar de curar el cáncer.

En algún punto, es posible que se beneficie de la atención de centros de cuidados paliativos. Ésta es una atención especial que trata a la persona más que a la enfermedad, enfocándose más en la calidad de vida que en la duración de la vida. La mayoría de las veces esta atención se proporciona en casa. Es posible que el cáncer esté causando problemas que requieran atención, y las residencias de enfermos crónicos terminales se enfocan en su comodidad.

El paciente debe saber que aunque la atención de un centro de cuidados paliativos a menudo significa el final de los tratamientos, como quimioterapia y radiación, no significa que no pueda recibir tratamiento para los problemas causados por el cáncer u otras afecciones de salud. En la atención de un centro de cuidados paliativos, el enfoque de su cuidado está en vivir la vida tan plenamente como sea posible y que se sienta tan bien como pueda en esta etapa difícil.

Mantener la esperanza también es importante. Es posible que la esperanza de cura ya no sea tan clara, pero aún hay esperanza de pasar buenos momentos con familiares y amigos, momentos llenos de felicidad y de sentido. La interrupción del tratamiento contra el cáncer en este momento le brinda la oportunidad para reenfocarse en las cosas más importantes de su vida. Éste es el momento para hacer algunas cosas que siempre deseaba hacer y dejar de hacer aquéllas que ya no desea. Aunque el cáncer esté fuera de su control, el paciente aún tiene opciones.

Medicina complementaria y alternativa

La medicina complementaria y alternativa incluye muchos tipos de tratamiento o terapias para prevenir enfermedades, reducir estrés y evitar efectos secundarios o síntomas desagradables y controlar o curar enfermedades. **El tratamiento se llama «complementario» cuando se usa además del tratamiento prescrito por el médico. El tratamiento se llama «alternativo» cuando se usa en vez del tratamiento prescrito por el médico.**

Algunos de los tratamientos más comunes incluyen: visualización o relajación; acupresión (técnica china que consiste en presionar algunos puntos del cuerpo para aliviar el dolor) y masaje; homeopatía; vitaminas o productos naturistas; dietas especiales; psicoterapia; prácticas espirituales y acupuntura.

Estas terapias son bien conocidas. Se ha visto que son usadas por más de la mitad de las personas con cáncer o que han tenido cáncer.

Muchas personas van al curandero y compran remedios en las botánicas. Estas cosas pueden ayudar a sentirse mejor y recuperarse psicológicamente y espiritualmente. En ese sentido, el sentimiento religioso puede ser muy reconfortante. Sin embargo, muchas veces estos tipos de tratamiento pueden hacer daño. **Por eso es importante siempre consultar con el médico tratante si es posible combinar estas prácticas con el tratamiento médico.**

TENGO CÁNCER, ¿EXISTEN RECOMENDACIONES PARA MEJORAR MI BIENESTAR DURANTE EL TRATAMIENTO?

Las neoplasias de tubo digestivo interfieren directamente en el proceso de digestión y absorción, dependiendo —por supuesto— de la localización de la misma, de tal manera que **este tipo de neoplasias se caracterizan por su vínculo con la desnutrición.** Recuerda que el término «neoplasia» se refiere a un crecimiento anormal de células en un tejido del organismo.

Entre los principales síntomas a tratar en estos pacientes se encuentra la anorexia, sensación precoz de plenitud, náusea y vómito. En estos casos, la dieta debe ser fraccionada en quintos, reducida en grasas, controlada en condimentos y de ser necesario, complementar con fórmula polimérica.

Las fórmulas poliméricas empleadas por esta vía deben estar claramente indicadas, ya que muchas veces la prescripción de las mismas no se realiza bajo el contexto global de la dieta y su uso en periodos prolongados puede ocasionar hastío en el paciente, limitando así la posibilidad de su uso posterior en periodos donde sea crítica su inclusión en la dieta. A su vez se recomienda, dada la variedad de fórmulas poliméricas existentes en el mercado, que el paciente las pruebe para que él mismo decida cuál de ellas le es de mayor agrado, ya que la percepción y tolerancia al sabor varía de paciente en paciente y el sabor se diferencia entre un producto y otro.

En pacientes con anorexia, de así requerirlo, podrían usarse estimulantes del apetito para mejorar la ingesta y en algunos casos, facilitar el aumento de peso.

La dieta del paciente debe ser calculada de acuerdo a sus características particulares (edad, peso, talla, nivel socioeconómico, etcétera), considerando hábitos de alimentación e incluyendo de ser posible todos los grupos de alimentos, para que el paciente tenga la libertad de elegir los de su preferencia.

En el caso de los pacientes sometidos a gastrectomía parcial o total, la dieta requiere ser ajustada de acuerdo a los efectos adversos de la cirugía. La dieta debe evitar la entrada rápida de volúmenes grandes al intestino proximal, lo que se logra fraccionándola en pequeñas porciones, y evitando el consumo de líquidos con los alimentos. Las comidas deben tener una osmolaridad baja, evitando el uso de azúcares simples.

La ausencia o disminución importante de ácido clorhídrico y de otras secreciones que modulan la secreción de enzimas pancreáticas produce una insuficiencia pancreática exocrina, ocasionando dificultad en la digestión inicial de las proteínas, en los hidratos de carbono complejos y principalmente de los lípidos, lo que ocasiona **esteatorrea (heces grasas).** La mala absorción también puede deberse al sobrecrecimiento bacteriano, tránsito intestinal acelerado y disfunción de la vesícula biliar. Los pacientes con mala absorción de grasas se benefician con el uso de enzimas pancreáticas.

Debido a que no hay producción de factor intrínseco (por resección gástrica), se impide la absorción de vitamina B12, además estos pacientes pueden presentar mala absorción de hierro y ferropenia, condicionada tanto por pérdidas hemáticas como por falta de ácido clorhídrico que facilita su absorción, por lo que los pacientes tienden a desarrollar **anemia.** También se pueden observar deficiencias de ácido ascórbico, calcio y vitaminas liposolubles. Se recomienda suplementar hierro con ácido ascórbico, un multivitamínico y la vitamina B12.

Dados los efectos adversos que se pueden presentar después de la cirugía, el paciente con gastrectomía requiere reintegrar la vía oral paulatinamente. De acuerdo a la experiencia de centros oncológicos, posterior a la cirugía, el paciente permanece en ayuno de 3 a 5 días.

Una vez que inicia la vía oral, el esquema de alimentación es el siguiente:

Se inicia con dieta de líquidos claros y de acuerdo a la tolerancia se progresa a dieta blanda baja en residuo y grasas, sin azúcares simples e irritantes; se fracciona en 5 tomas alternando líquidos y alimentos sólidos con una hora de diferencia aproximadamente. Después de que se realiza la llamada «alta hospitalaria», el paciente debe continuar tomando los líquidos antes o después de las comidas, **evitar alimentos o líquidos excesivamente fríos o calientes, excluir bebidas carbonatadas, café, especias, picante y alimentos ricos en grasa; también es importante que coma despacio y mastique bien los alimentos.**

Frecuentemente después de una gastrectomía hay un deterioro nutricional y muchos pacientes tienen dificultad para recuperar el peso anterior a la cirugía, por lo que el paciente debe estar bajo seguimiento nutricional en consultas periódicas, a través de las cuales se le irán realizando a la dieta las modificaciones y ajustes necesarios.

Cuando el paciente no logra cubrir sus requerimientos por vía oral, ya sea porque no puede o no debe utilizarla, es necesario recurrir a otra vía de alimentación. En la toma de esta decisión, es importante informar al paciente y a sus familiares la relevancia, implicaciones y alcances del apoyo nutricional, de forma que ellos estén involucrados en la misma.

El apoyo nutricional enteral (por vía intestinal) y endovenoso (por la vena) reducen el riesgo de desnutrición e interrupciones en la terapia antineoplásica que pueden influir en el desenlace. **Cada forma de soporte nutricional presenta ventajas y desventajas.** Es crítico evaluar el diagnóstico, el pronóstico, el grado de desnutrición y la función del intestino. Toda vez que el intestino sea funcional, la alimentación enteral debe ser la vía de elección.

Entre los beneficios de la nutrición enteral, comparada con la endovenosa, está que el paciente continúa utilizando el intestino por lo que tiene menos complicaciones, suele administrarse más fácilmente y su costo es significativamente inferior. Por otra parte, los nutrimentos son metabolizados y utilizados eficazmente por el organismo.

> La **alimentación enteral** es una técnica que consiste en administrar diferentes nutrientes por una sonda directamente al instestino.

En el paciente con cáncer gástrico, incluso si la vía oral es posible, la presencia de una estenosis (estrechez) parcial impide cubrir por esta vía el requerimiento de energía total, ya que generalmente el paciente sólo tolera pequeñas cantidades de alimento, por lo que colocando la sonda posterior a la obstrucción se logra alimentar adecuadamente al paciente. En los que presentan anorexia o saciedad temprana severas, con la alimentación enteral por infusión continua logran cubrirse sus requerimientos.

Como ya se mencionó, el paciente sometido a gastrectomía tiende a comprometer su estado nutricional, por lo que es necesario valorar el soporte nutricional postoperatorio, ya que llega a tardar más de 10 días en cubrir por vía oral su requerimiento de energía. La alimentación enteral se puede emplear en forma precoz en estos pacientes, en cuyo caso estamos hablando de nutrición enteral temprana (NET), la cual se inicia durante las primeras 36 horas desde la cirugía.

En los pacientes con enfermedad irresecable o con metástasis, la colocación de una sonda de alimentación permite mantener el acceso enteral. En el paciente con cáncer gástrico o con gastrectomía se recomienda que la ruta de administración sea naso-yeyunal (nariz-intestino) o yeyunostomía (cirugía que sirve para alimentar a través del intestino desde afuera), lo cual depende del tiempo a emplear, la alimentación y las condiciones clínicas del paciente. El tipo de infusión que mejor toleran es continua.

En lo que a fórmulas de alimentación se refiere, actualmente existen en el mercado una gran variedad de éstas, que van desde la polimérica estándar, semi-elementales, modulares y especializadas **(para diabetes, insuficiencia renal, inmunomoduladoras, cáncer)**. Esta última de reciente introducción en el mercado mexicano.

En relación al uso de nutrimentos específicos, en el paciente oncológico destaca la glutamina, ya que es una fuente de energía clave para el intestino y ha demostrado que ayuda a mantener la salud e integridad, protegiéndolo del daño producido por la radioterapia y la quimioterapia. Las **fórmulas inmunomoduladoras** (adicionadas con dosis terapéuticas de nutrimentos como glutamina, arginina, aminoácidos de cadena ramificada, ácidos grasos esenciales y RNA), se han asociado con reducción en la incidencia de infecciones posoperatorias y días de estancia hospitalaria, comparadas con fórmula estándar, NPT o hidratación endovenosa. **La elección de la fórmula**

> depende de la condición clínica del paciente, función gastrointestinal y recursos económicos.

Entre las contraindicaciones para el soporte nutricional enteral tenemos un tracto gastrointestinal con malfuncionamiento, condiciones de mala absorción, obstrucciones mecánicas, sangrado agudo, diarrea grave, vómito incoercible (que no se puede detener), fístulas gastrointestinales en lugares difíciles de derivar con una sonda entérica, procesos intestinales inflamatorios como íleo prolongado y enterocolitis grave. La trombocitopenia (disminución de plaquetas) y las condiciones pancitopénicas (disminución de glóbulos rojos) generales que son derivadas de la terapia antineoplásica pueden también evitar la colocación de las sondas entéricas.

La nutrición endovenosa o comúnmente llamada nutrición parenteral total (NPT) puede indicarse en los pacientes que no deben o pueden utilizar la vía oral o enteral como aquellos con obstrucción, náusea y vómito incoercible, síndrome de intestino corto o íleo, diarrea o mala absorción grave, mucositis G-III (inflamación de las membranas del tracto gastrointestinal), esofagitis aguda (irritación del esófago), enteritis (inflamación de la membrana mucosa de los intestinos) postquimioterapia-radioterapia, fístulas gastrointestinales de alto gasto que no pueden derivarse mediante la intubación enteral y en aquellos que serán sometidos a gastrectomía y cursen con desnutrición severa. En el posoperatorio de estos pacientes, se debe buscar la transición a la vía enteral lo antes posible o bien, se puede manejar un esquema de alimentación mixto endovenosa-enteral y una vez verificada la tolerancia a la enteral, separar la endovenosa.

La toma de decisión para el apoyo nutricional del paciente con cáncer gástrico debe realizarse con base en las características individuales del paciente, su condición clínica, grado de desnutrición y el tiempo previo a la terapia antineoplásica con el que se cuente.

En la fase final, el síndrome caquexia-anorexia del cáncer no es reversible con el aumento de la ingesta calórica y la estrategia terapéutica irá encaminada a conseguir el bienestar. Para ello se combinarán acciones que favorezcan la adaptación a una ingesta reducida y a un deterioro físico progresivo, con medidas que tienden al mantenimiento del placer y la satisfacción por la comida y la bebida.

Puedo ofrecer algunos consejos dietéticos para hacer más agradable los momentos de las comidas:

1. Preparación del ambiente: intentar comer acompañado.
2. Preferencias del paciente: en pacientes con cáncer se producen alteraciones del gusto. La elevación del umbral de reconocimiento para el dulce es la anormalidad más frecuente y explica la preferencia por alimentos más dulces (helados). Con menor frecuencia se observa una disminución del umbral para el sabor amargo; de ahí la aversión a la carne roja (umbral bajo para urea), por el amargor de la urea que contiene lo que al parecer le confiere un sabor metálico. Se les puede ofrecer carne blanca (pollo) o intentar disimular el amargor añadiendo vino o cer-

La **úrea** es producto del resultado del metabolismo de las proteínas, se forma en el hígado a partir de la destrucción de las proteínas

veza a sopas y salsas, o con el empleo de condimentos más fuertes.

3. Horario de las comidas: sugiero que haya suficiente flexibilidad horaria para que los pacientes puedan comer cuando les apetezca. En general, sienten más hambre por la mañana.

4. Presentación y preparación de las comidas: es importante fraccionar la dieta en 6 a 10 tomas en raciones reducidas. Las bebidas con colores vivos y las comidas adecuadamente aderezadas son más atractivas y apetecibles.

5. Recomiendo aumentar ligeramente el contenido calórico-proteínico de la dieta pero sin aumentar mucho su volumen, por ejemplo:

- Utilizar leche en polvo o nata, en los *puddings* y salsas.
- Adicionar queso rallado, huevo duro picado o frutos secos en las comidas.
- Añadir porciones de mantequilla a las pastas, arroces, etcétera.
- Ofrecer pan, mermeladas y pasteles.
- También se pueden utilizar suplementos dietéticos. No obstante, **en estos momentos no es conveniente insistir en nutriciones hipercalóricas o hiperproteínicas.**
- Las limitaciones dietéticas (con poca sal y grasas) en la fase terminal pueden y deben eliminarse si el paciente las encuentra molestas.

6. Fármacos orexígenos: antes de intentar aumentar el apetito con fármacos deberemos actuar sobre todas las causas reversibles que influyen en la ingesta reducida como los cuidados de la boca, corregir las

náuseas y el estreñimiento, aliviar el dolor, etcétera. Los fármacos efectivos para la anorexia según los estudios controlados son los corticoides, el acetato de megestrol y los cannabinoides. Aún se encuentra en estudio la acción de fármacos que inhiben las citocinas (proteínas reguladoras de células), como la talidomida y la melatonina.

7. Nutrición artificial: la nutrición enteral y parenteral carece de indicaciones, excepto en casos muy seleccionados (cáncer de cabeza y cuello, carcinoma de esófago con incapacidad para tragar, mucositis severa, etcétera). La nutrición parenteral no debe utilizarse en el paciente en el que ha fracasado el tratamiento antineoplásico.

Para finalizar sugiero que en la fase terminal, en los pacientes con un pronóstico fatal a corto plazo (deterioro de día en día), la decisión respecto a la nutrición e hidratación debe ser individualizada y se deben tener como principales objetivos el bienestar y la comodidad del paciente, considerando siempre su opinión.

¿QUÉ HAY DE NUEVO EN LAS INVESTIGACIONES Y EL TRATAMIENTO DEL CÁNCER DE ESTÓMAGO? 16

SIEMPRE SE ESTÁN LLEVANDO a cabo investigaciones en el área del cáncer gástrico. Los médicos están trabajando para aprender más sobre este tipo de cáncer, cómo prevenirlo, cuál es el mejor tratamiento y cómo brindar los mejores cuidados a las personas a las que se les diagnosticó esta enfermedad.

Factores de riesgo

Alimentación: por muchos años la investigación ha demostrado claramente que **las diferencias en la alimentación son un factor importante para explicar las variaciones en el riesgo** de cáncer de estómago en el mundo. Algunas investigaciones recientes en países con riesgo relativamente bajo de cáncer de estómago han proporcionado información sobre los factores de riesgo. La alimentación se relaciona con el cáncer en un 30 % de los casos.

Una alimentación alta en carnes preservadas y baja en frutas y vegetales o verduras frescas ha sido asociada con un riesgo mayor de cáncer. Algunos estudios han encontrado que el consumo alto de carne roja es otro posible factor de riesgo. **Comer carne roja en un promedio de aproximadamente dos veces al día parece aumentar el riesgo del cáncer de estómago.** Este riesgo aumenta aún mucho más si la carne es asada a la parrilla y bien cocida.

Existen numerosos factores alimentarios relacionados con el riesgo de cáncer, en sentido positivo y negativo: posibles cancerígenos presentes en alimentos; promotores de tumores malignos (grasas abundantes); componentes de la dieta con actividad anti-cancerígena (vitaminas, provitaminas y otros antioxidantes). La complejidad de la dieta dificulta el estudio de su relación con el cáncer y, por otro lado, hay millares de sustancias inhibidoras o promotoras de la carcinogénesis y cualquier modificación implica también otros cambios.

Infección con *Helicobacter pylori:* los estudios recientes han demostrado que ciertos tipos de *H pylori* (especialmente las variedades Cag A) están asociadas fuertemente a cáncer de estómago. Como mencioné anteriormente, algunos rasgos hereditarios asociados con los grupos sanguíneos pudieran también afectar si alguien infectado con *H pylori* padecerá cáncer en algún momento. No obstante, **todavía los médicos no han podido utilizar esta información para probar quiénes pudiesen estar en un riesgo mayor de padecer cáncer de estómago.** La investigación reciente también ha estudiado la interacción de la infección con *H pylori* con otros factores de riesgo. Por ejemplo, han encontrado que una alimentación saludable es importante especialmente para reducir el riesgo de cáncer de estómago en las personas infectadas con *H pylori*.

Quimioprevención: es el uso de químicos naturales o hechos por el hombre para disminuir el riesgo de padecer cáncer. **Dos tipos de químicos podrían ser útiles para prevenir el cáncer de estómago: los antioxidantes y los antibióticos.**

Antioxidantes: muchos factores que causan cáncer provocan cambios en las células que forman un tipo de químico llamado «radical libre». La producción de radicales libres aunado a la formación de especies reactivas de oxígeno son parte inherente al metabolismo, además es parte del proceso natural y necesario para mantener funciones vitales. Los radicales libres se forman como parte del metabolismo normal y se incrementan en estados de inflamación y durante la exposición a contaminantes, exposición a radiación, humo de tabaco y el consumo de ciertos fármacos; los radicales libres producidos en estos eventos provocan oxidación de lípidos y proteínas, lo cual altera la transducción celular **incrementando el riesgo de desarrollar algún tipo de cáncer.** Los radicales libres pueden dañar partes importantes de las células como los genes. Dependiendo de qué tan grave es el daño, las células podrían morir o tornarse cancerosas.

Los antioxidantes son un grupo de nutrientes y otros químicos que pueden destruir los radicales libres y evitar que se formen. Los antioxidantes provenientes de la dieta o de los nutrientes son: la vitamina c, el beta-caroteno, la vitamina e (alfa-tocoferol), el selenio y fito-químicos; y los antioxidantes endógenos son: superóxido dismutasa, catalasa y glutatión.

El efecto de los nutrientes antioxidantes ha sido evaluado en las tres etapas del cáncer, iniciación, promoción y progresión, y se ha evidenciado la eficacia de la vitamina c, e y el b-caroteno en el proceso de carcinogénesis en donde se señala que estos nutrientes tienen función en la eliminación de carcinógenos, inhibición de precarcinógenos y la reparación del daño al ADN.

El B-caroteno tiene efecto protector contra la promoción de una célula iniciada evitando su progresión. **La función de la vitamina E y C también se ha investigado en esta fase**, y se informa la capacidad de la vitamina E para evitar malignidad en células iniciadas con ozono, semejante al efecto protector de la vitamina C.

El *B*-caroteno y la vitamina E en la iniciación reduce la expresión del gen mutante P53 e incrementa la expresión de las proteínas 70 y 90 KDA, **lo que permite un control del crecimiento de la célula tumoral**, actividad que se encuentra suprimida, esta función le confiere al *B*-caroteno un efecto citotóxico pero a la vez protector del crecimiento celular incontrolado.

La evidencia favorece al consumo de frutas y verduras más que a la suplementación de nutrientes específicos, de 200 estudios donde se relaciona **la ingesta de frutas y verduras, la vitamina C, E, carotenoides y la fibra son los principales componentes de la dieta con funciones cancerígenas preventivas**; sin embargo, no son los únicos constituyentes con estas propiedades, los flavonoides, índoles, monoterpenos, isotiacinatos aromáticos y compuestos órganosulfurados parecen tener también importancia.

En estudios de intervención se han utilizado *B*-caroteno, vitamina E, alfa-tocoferol y vitamina C de manera individual o en combinaciones. En China se realizó un estudio en el que se suplementó a 29 584 individuos con una combinación de *B*-caroteno, alfa tocoferol y selenio, en esta población se redujo un 21 % la mortalidad de cáncer gástrico.

Existe suficiente evidencia de que la ingesta de antioxidantes reduce el riesgo para ciertos canceres desde la iniciación, progresión y metástasis. Esto ha ocasionado el uso de múltiples nutrientes antioxidantes como agentes preventivos, se han utilizado de forma aislada o en combinación, durante tiempos cortos e incluso a largo plazo. Pese a tantas investigaciones sobre el tema no es claro el efecto específico del uso de antioxidantes, ni se han establecido dosis efectivas para prevenir un proceso de iniciación de cáncer por grupos de edad y estados de riesgo. Lo que sí es claro y recomendable es el hecho de que consumir en nuestra dieta cinco raciones de vegetales garantiza una ingesta adecuada de moléculas, vitaminas y minerales con propiedades antioxidantes, además de fibra.

Antibióticos: se están realizando **estudios para determinar si el tratamiento con antibióticos para las personas que están crónicamente infectadas con** *Helicobacter pylori* **ayudará a prevenir el cáncer de estómago.** Algunos estudios han encontrado que tratar esta infección puede prevenir las anomalías pre-cancerosas del estómago, pero no logra impactar en la tasa de mortalidad por cáncer gástrico.

Aunque no son realmente quimiopreventivos, **los antibióticos pueden ayudar a prevenir que el cáncer de estómago recurra en algunos casos.** Los investigadores han mostrado que los antibióticos pueden reducir el riesgo de que el cáncer regrese en otra parte del estómago en las personas que han sido tratadas con resección endoscópica para el cáncer de estómago en etapa inicial. Desafortunadamente, estos cánceres se detectan con más frecuencia en una etapa más avanzada. Por lo tanto, no está claro qué tan útiles podrían ser estos resultados.

Aspirina: el ácido acetilsalicílico o aspirina es un antiinflamatorio y analgésico-antipirético. Inhibe la formación de coágulos y está en estudio de comprobación su efecto antioxidante. **Se cree que la aspirina, así como otros antiinflamatorios no esteroides, puede reducir el riesgo de algunos tipos de cáncer.** En múltiples estudios epidemiológicos se ha encontrado que la aspirina reduce el riesgo de cáncer colorrectal, próstata, páncreas, mama y estómago. En animales se ha visto que la aspirina inhibe la carcinogénesis inducida por químicos.

El ácido salicílico se encuentra en ciertas frutas, vegetales, hiervas y especies. Se cree que los salicilatos de la dieta pueden tener propiedades benéficas por su efecto antiinflamatorio. Este concepto podría explicar por qué la aspirina y la dieta rica en vegetales y frutas pueden prevenir algunos tipos de cáncer y otras enfermedades inflamatorias.

Un estudio preliminar analizó a pacientes que después de la cirugía tomaron aspirina y que tenían cáncer en la parte superior del estómago (el cardias). **Los pacientes que tomaron aspirina y tenían más probabilidad de estar vivos cinco años después del diagnóstico en comparación con los pacientes que no la tomaron.** Actualmente, el efecto de aspirina en cáncer gástrico se encuentra en estudio.

Clasificación por etapas

Mapeo del ganglio centinela: los médicos están tratando de identificar la propagación del cáncer de estómago a los ganglios linfáticos mediante esta técnica, la cual ha dado muy buenos resultados en el cáncer de seno y **el melanoma (cáncer de piel)**. Para trazar el mapa del ganglio centinela, el cirujano inyecta un tinte azul y una sustancia radiactiva al cáncer. El tinte y la sustancia irán a los ganglios linfáticos que sería el primer sector de propagación del cáncer. **Los médicos pueden extirpar estos ganglios linfáticos para determinar si hay cáncer en éstos.** Si no se encuentra cáncer, entonces es poco probable que éste haya alcanzado otros ganglios linfáticos, y puede que no sea necesario hacer una extirpación completa de ganglios linfáticos. Esto hará que la cirugía sea mucho más fácil para el paciente. Si hay cáncer en el ganglio linfático centinela, entonces sería necesario remover todos los ganglios linfáticos.

Como procedimiento quirúrgico para el cáncer de estómago, sigue bajo investigación en estudios clínicos y su uso todavía no está ampliamente disponible. Todavía no se sabe con certeza si el mapeo o distribución del ganglio centinela identificará los ganglios linfáticos que contienen cáncer.

Tratamiento

Cirugía laparoscópica: la cirugía laparoscópica se usa comúnmente para ayudar a determinar la etapa (determinar la extensión) del cáncer de estómago. **En países como Japón, los médicos están actualmente estudiando el uso de la cirugía laparoscópica para extirpar los cánceres de**

estómago pequeños. En esta técnica, el cirujano crea varios orificios pequeños en el abdomen, cada uno de una pulgada de largo. En estos orificios se insertan instrumentos delgados y largos. Uno de los instrumentos tiene una pequeña cámara de video en el extremo, la cual permite visualizar cada una de las estructuras del abdomen y determinar si el tumor se ha extendido a otros órganos o tejidos. Los otros instrumentos se usan para cortar, grapar, o cocer las secciones del estómago.

Una de las ventajas de este tipo de cirugía consiste en que no se requiere hacer un corte grande en el abdomen, por lo que usualmente el tiempo de recuperación es más corto, hay una menor pérdida sanguínea y menor dolor postoperatorio. Sin embargo, **todavía no se conoce si es tan eficaz como la cirugía convencional.** Esta técnica actualmente se usa pocas veces en Estados Unidos.

Medicamentos de quimioterapia y combinaciones: en algunos estudios se están probando nuevas formas para combinar los medicamentos que ya se sabe que actúan contra el cáncer de estómago u otros tipos de cáncer. Actualmente, también se están estudiando nuevos medicamentos de quimioterapia. Por ejemplo, el s-1 es un medicamento de quimioterapia oral que está asociado con el 5-FU. **Éste es un medicamento activo para el cáncer de estómago que se usa comúnmente en algunas partes del mundo.**

En otros estudios se están probando mejores vías para combinar la quimioterapia con la radioterapia, las terapias dirigidas o la inmunoterapia. Un gran esfuerzo ha sido dirigido a mejorar los resultados de la cirugía al añadir quimioterapia o radioterapia antes o después de la cirugía. Se están realizando varios estudios clínicos de este método.

Además, se está experimentando con nuevas maneras de administrar quimioterapia. Por ejemplo, **algunos médicos están considerando la infusión de quimioterapia directamente en el abdomen** (quimioterapia intraperitoneal) para determinar si funciona mejor y se presentan menos efectos secundarios.

Terapias dirigidas: La terapia dirigida es un tratamiento que apunta a los genes o las proteínas específicos de un tumor o a las condiciones del tejido que contribuyen al crecimiento y la supervivencia del cáncer. Este tipo de tratamiento inhibe la proliferación y diseminación de las células cancerosas y, a la vez, limita el daño a las células normales, lo que habitualmente produce menos efectos secundarios en comparación con otros medicamentos para el cáncer.

La **terapia antiangiogénica** es un tipo de terapia dirigida. **Su objetivo es detener** la angiogénesis, que es **el proceso de formación de vasos sanguíneos nuevos.** Dado que un tumor necesita los nutrientes de los vasos sanguíneos para crecer y diseminarse, el objetivo de las terapias antiangiogénicas es hacer «pasar hambre» al tumor. **Los medicamentos que bloquean el crecimiento de nuevos vasos sanguíneos se denominan antiangiogénicos.**

Otros medicamentos nuevos actúan bloqueando vías importantes que promueven el crecimiento en el cáncer de estómago, incluido el receptor del factor de crecimiento epidérmico (EGFR, por sus siglas en inglés).

Algunos ejemplos de terapias dirigidas que son objeto de una investigación a gran escala son el cetuximab (Erbitux®) y el panitumumab (Vectibix®). El cetuximab es un medicamento que ataca la EGFR, una proteína que parece ayudar a que algunos cánceres no crezcan. **Este medicamento ha demostrado resultados preliminares que son alentadores cuando se combina con quimioterapia para el cáncer de estómago.** Se están realizando estudios para confirmar estos hallazgos. La FDA aprobó el cetuximab para tratar el cáncer colorrectal y algunos otros cánceres.

Se cree que el bevacizumab (Avastin®) funciona al afectar los vasos sanguíneos que suplen a los tumores. Algunos estudios preliminares y poco abarcadores han encontrado que **cuando este medicamento se combina con quimioterapia parece funcionar mejor que la quimioterapia sola** en el cáncer de estómago. Actualmente, estudios más extensos están tratando de confirmar este hallazgo. La FDA aprobó el bevacizumab para tratar algunos otros cánceres.

Otros agentes dirigidos que han sido aprobados por la FDA para otros tipos de cáncer también han demostrado resultados preliminares que son alentadores en estudios del cáncer de estómago. Éstos incluyen el bortezomib (Velcade®), everolimus (Afinitor®), sunitinib (Sutent®), y sorafenib (Nexavar®), entre otros.

El trastuzumab, que actúa en **la HER2 (proteína especializada que controla el crecimiento y la diseminación del cáncer)**, está aprobado para su uso en pacientes con cáncer de estómago metastásico cuyos tumores resultan positivos para HER2. En un estudio clínico finalizado recientemente no se registró una mejora en la supervivencia cuando el bevacizumab se usó en combinación con quimioterapia.

> Los medicamentos dirigidos generalmente no tienen los mismos tipos de efectos secundarios graves que los medicamentos de quimioterapia.

La mayor parte de la investigación en esta área está estudiando la combinación de agentes dirigidos con quimioterapia o entre ellos.

Inmunoterapia

La inmunoterapia es un método para el tratamiento del cáncer que usa medicamentos para tratar de ayudar al sistema inmunológico del cuerpo a combatir la enfermedad. Un estudio coreano demostró que combinar la quimioterapia con una inmunoterapia llamada ácido poliadenílico-poliuridílico (poli A: U), retardó que el cáncer gástrico regresara cuando se administró como terapia adyuvante después de la cirugía. Además, ayudó a algunos pacientes a vivir por más tiempo.

¿EXISTEN OTRAS ENFERMEDADES ASOCIADAS AL CÁNCER DE ESTÓMAGO?

LA SITUACIÓN NUTRICIONAL del paciente puede desempeñar un papel importante en la aparición y el curso de la enfermedad. Una vez desarrollada la enfermedad, el cáncer o su tratamiento incrementan el riesgo de malnutrición. De hecho, **en pacientes con cáncer, la malnutrición energético-proteíca se considera el diagnóstico secundario más frecuente y el estado nutricional influye en la supervivencia, con independencia del tratamiento recibido.**

Del 20 % a 25 % de los enfermos tumorales fallece directamente a causa de la **caquexia (desnutrición extrema),** y algunos autores han encontrado que la pérdida de peso predice la muerte mejor que cualquier otro parámetro.

La caquexia puede ser inevitable en muchos tumores avanzados, pero puede retrasarse con las medidas apropiadas, lo que resulta de gran interés, dado que ésta aumenta la morbi-mortalidad de las terapias neoplásicas y disminuye su efectividad.

El cáncer origina la llamada caquexia cancerosa, caracterizada por la presencia de anorexia y astenia intensa, así como pérdida de peso. El paciente también puede presentar otros síntomas, como náusea, plenitud gástrica, dolor abdominal y alteraciones del gusto y el olfato, que contribuyen a intensificar la anorexia y a disminuir la ingesta calórica y que pueden ser susceptibles de modificaciones dietéticas especiales.

Las neoplasias de tubo digestivo interfieren directamente en el proceso de digestión y absorción, dependiendo por supuesto de la localización de la misma, de tal manera que este tipo de neoplasias se caracterizan por su vínculo con la desnutrición. Además del órgano involucrado, la desnutrición está relacionada al tipo y estadio de la neoplasia, así como a la terapia antineoplásica aplicada.

El determinar desnutrición en este particular grupo de pacientes requiere de una serie de parámetros que no se obtienen de inmediato, motivo por el que la medida más viable de primera instancia es la toma del peso, a través de la cual se puede determinar la pérdida de peso involuntaria, parámetro empleado en un gran número de estudios, considerándolo como un signo significativo de desnutrición.

En la mayoría de los pacientes oncológicos se observa pérdida de peso, considerándolo más frecuente en tumores sólidos que en neoplasias hematológicas; la incidencia de pérdida de peso en pacientes con cáncer gástrico es del 83 % al 87 %, siendo estos pacientes los que presentan la incidencia más alta. La pérdida de peso involuntaria de más del 5 % del peso habitual o bien durante los últimos 6 meses se considera clínicamente significativa. La pérdida de peso en estos pacientes es un factor pronóstico de menor respuesta a la terapéutica antineoplásica así como una disminución en la calidad de vida.

Independientemente de si la meta del tratamiento oncológico es la curación o la paliación, la detección temprana de problemas nutricionales y la intervención rápida son esenciales. La atención nutricional temprana puede prevenir o reducir las complicaciones asociadas característicamente con el tratamiento del cáncer. Muchos problemas de la nutrición se originan con los efectos locales del tumor. Los tumores gástricos pueden producir obstrucción, náusea, vómito, digestión deficiente o absorción deficiente. Además, pueden ocurrir alteraciones marcadas en el metabolismo normal de hidratos de carbono, proteínas y lípidos.

Dado que el estado de nutrición puede comprometerse rápidamente por los efectos locales y sistémicos de la enfermedad, un adecuado estado nutricional desempeña una función importante durante el tratamiento y la recuperación, ya que la terapéutica antineoplásica a su vez repercute adversamente en el mismo. Es por esto que además de la detección e intervención temprana, el monitoreo cercano y la evaluación durante todas las fases del tratamiento y la recuperación son fundamentales para lograr o mantener el estado nutricional del paciente.

Si un paciente no puede cubrir sus demandas nutricionales con la alimentación habitual, se debe seleccionar un método alternativo. Si no hay ningún problema para la digestión y absorción del alimento en el tracto gastrointestinal, el primer método alternativo consiste en realizar modificaciones dietéticas para adaptar el aporte a las necesidades individuales.

Si no fuese suficiente, puede ser necesario suplementar la dieta oral con preparados comerciales y, en último lugar, podría ser necesario recurrir a la nutrición artificial, menos indicada en fases avanzadas.

Las metas del tratamiento nutricional:

- Evitar o revertir las deficiencias de nutrimentos.
- Conservar un índice de masa corporal adecuado.
- Ayudar a los pacientes a tolerar mejor los tratamientos.
- Proteger la función inmune, con lo que se disminuye el riesgo de infecciones.
- Ayudar en la recuperación.
- Mejorar en lo posible la calidad de vida.

Pérdida de peso o apetito

La enfermedad o el tratamiento que requiere el paciente pueden producir falta de apetito. Las modificaciones dietéticas están dirigidas a facilitar al paciente la ingesta calórica mediante algunas acciones:

- Modificación del horario, ofreciendo comidas más completas a las horas de mayor apetito, que suelen ser las matutinas y fraccionando la toma el resto del día. Comidas de poca cantidad pero muchas veces al día (6 a 10 tomas), con alimentos variados entre los que más le apetezcan.
- Aumento del aporte de alimentos de mayor densidad energética como los derivados de cereales (pan, pasta, arroz), legumbres y mayor contenido proteínico (huevos, queso).
- Enriquecimiento de la comida habitual añadiendo concentrado de proteínas en polvo o, de manera alternativa, leche en polvo. Tomar frutos secos o postres lácteos entre comidas. Añadir huevo duro rallado, carne picada, entre otros, a ensaladas o verduras.
- Modificar la textura de los alimentos y utilizar con preferencia los líquidos y los alimentos jugosos de consistencia pastosa que reducen el tiempo y el esfuerzo al comer.
- Variar el tipo de alimentos y la forma de cocinarlos.
- Beber entre las comidas (es mejor el jugo de frutas).
- Si se despierta durante la noche puede tomar alimentos líquidos como, por ejemplo, leche, jugo, batido de frutas con leche, yogur batido, etcétera.
- También puede beneficiarse de tratamientos para aumentar el apetito o del uso de suplementos nutricionales.
- Favorecerá la compañía de amigos o familiares durante las comidas.

Úlceras en la boca, boca seca, dificultad para tragar

El tratamiento favorece la presencia de erosiones y úlceras en la cavidad oral, las cuales le causan al paciente un dolor al ingerir alimentos. Las recomendaciones dietéticas están dirigidas a facilitar la deglución y disminuir el dolor. Se basan en la supresión de alimentos irritantes o duros, en la modificación de la textura de los alimentos, haciéndolos más suaves y pastosos, y en el fraccionamiento de la comida en múltiples tomas:

- Tomar alimentos líquidos o triturados a temperatura ambiente: lácteos, caldos o purés enriquecidos con leche, aceite, mantequilla, huevo o harina.
- Si se trata de una disfagia motriz se utilizarán espesantes y no se mezclarán alimentos de distinta textura.
- Comidas pequeñas pero frecuentes (6 a 10 tomas al día).
- Aumento del consumo de agua.
- No tomar alimentos duros o ásperos, ni fritos, a la plancha o al horno.
- No tomar alimentos ácidos, picantes, secos, calientes o muy fríos.
- Fuera de las comidas, masticar chicle o chupar caramelos sin azúcar para aumentar la saliva.
- Mantener una buena higiene bucal.

Alteración de los olores o sabores

La quimioterapia y la actividad tumoral pueden hacer que el paciente perciba como sabor a metal en la boca, aversión a los sabores fuertes y amargos y a la carne:

- Son más apreciados los sabores dulces y salados.
- Condimentar los alimentos con especias y hierbas aromáticas, y no tomar los alimentos muy fríos o muy calientes, ya que pierden sabor.
- Emplear concentrados de carnes, pescados o salsas.
- Evitar las cocciones prolongadas.
- Si las carnes rojas le resultan desagradables, puede sustituirlas por otros alimentos del mismo grupo (pollo, pavo, pescado, huevos).

Náusea o vómito

La enfermedad y el tratamiento de quimioterapia pueden causar náusea y vómito. **Se recomienda tomar los alimentos a temperatura ambiente o fríos con el objetivo de disminuir su sabor y aroma,** y evitar los que por sí mismos pueden producir náusea o repugnancia, como los ácidos y las grasas, especialmente los fritos, así como la excesiva condimentación.

Para evitar la distensión gástrica se recomienda **comer despacio y fraccionar la dieta** en múltiples y pequeñas tomas, evitando los alimentos líquidos y las bebidas durante las comidas. Además, sugiero considerar lo siguiente:

- Consumir con preferencia alimentos secos como tostadas, galletas, cereales y también nieves, helados sin nata, yogur y frutas o verduras cocidas a las que se puede añadir algo de carne de ave o pescado.
- Evitar los alimentos grasos, fritos, ácidos, muy dulces o muy condimentados, y los que tienen un intenso aroma (café).
- Hacer comidas pequeñas y frecuentes.

- Beber líquidos entre comidas (infusiones, caldo de verduras, jugos no ácidos).

Estreñimiento

El poco consumo de agua y alimento, y el uso de múltiples fármacos durante el tratamiento favorecen el estreñimiento. **Se recomienda aumentar el contenido de líquidos y fibra de la dieta.** El contenido de fibra se aumentará a base de alimentos naturales como verduras, frutas con piel, fruta seca (higos, ciruelas, pasas), legumbres, pan y cereales integrales, y en caso necesario administrando salvado de trigo o preparados comerciales de fibra. Incentivar la movilidad.

Diarrea

Principalmente, los pacientes con gastrectomía parcial o total pueden presentar diarrea, y también contribuye la mala digestión y mala absorción. En estos casos debemos suprimir el aporte de fibra insoluble, sobre todo celulosa, los estimulantes como especias, café, té, chocolate y alimentos a temperaturas extremas y las comidas voluminosas que estimulan el reflujo gastro-cólico.

Las comidas y bebidas se fraccionarán en pequeñas tomas y se indicarán alimentos cocidos de fácil digestión y absorción, disminuyendo las grasas y evitando la comida frita. Se debe suprimir la leche por la deficiencia temporal de lactosa. El aporte de agua y electrólitos debe ser elevado y se realizará a partir de líquidos que contengan sodio, potasio y fibra soluble, como el caldo de cocer arroz o zanahorias, los consomés desgrasados condimentados con sal y las infusiones azucaradas no estimulantes:

- Líquidos abundantes: agua, el caldo con el que se cuece el arroz o las zanahorias condimentado con sal, infusión de manzanilla, poleo, tila, agua de limón con azúcar, agua de té.
- Consumir con preferencia: yogur natural o descremado (sin sabores ni frutas), arroz o pasta cocida, papa y zanahorias cocidas, y aplastadas o en puré, huevos y pescado cocidos, pechuga de pollo cocida sin piel, jamón cocido sin grasa, pan tostado, papillas de harina de arroz (hechas con agua o con leche sin lactosa), plátano maduro y aplastado, o manzana sin piel y en puré o rallada.
- Tomar las frutas hervidas y evitar las verduras, salvo la zanahoria cocida.
- No tomar alimentos grasos, fritos, ni lácteos, salvo el yogur o leche sin lactosa.
- No tomar verduras, lentejas, garbanzos, judías secas ni frutas secas, excepto las permitidas (membrillo, manzana, plátano).
- No tomar café, té, chocolate, bebidas con gas ni alcohólicas.

Dolor provocado por el cáncer

El dolor provocado por el cáncer incluye diferentes tipos de dolor (lesión e inflamación del tejido, dolor neuropático y dolor visceral), y a menudo se ve agravado por la ansiedad y la depresión. Es necesario contemplar todos los componentes en el manejo del dolor relacionado con el cáncer.

El objetivo primordial durante las etapas iniciales del cáncer es lograr la cura o remisión de la enfermedad, pero cuando la cura no es posible se considera válido un cambio de objetivo a fin de alcanzar un periodo terminal y un deceso confortable y tranquilo. Como antes mencioné, la atención paliativa se define como: «El cuidado activo y total de los individuos con enfermedad avanzada, el control de los síntomas relacionados, en especial el dolor, es fundamental, así como de los problemas psicológicos, sociales y espirituales». Su objetivo es lograr la mejor calidad de vida posible para los pacientes y sus familias.

Aunque, en general, se considera que el dolor por cáncer se presenta en los estadios avanzados del padecimiento, también puede presentarse durante cualquier otra etapa ocasionando sufrimiento, pérdida de control y disminución de la calidad de vida aun para personas que tienen una expectativa larga de vida.

Por lo tanto, si se considera que las dos terceras partes de los pacientes en el mundo con neoplasias malignas son incurables, el dolor es el síntoma más frecuente, este reduce la calidad de vida, destruye las oportunidades laborales, produce pérdidas financieras e incrementa los costos de la salud, **el tratamiento del dolor y el cuidado paliativo debe ser una prioridad de las autoridades de salud pública.**

En 1982, la Organización Mundial de la Salud (OMS) y un panel de expertos establecieron un método asequible y fácil de aplicar para el tratamiento del dolor conocido como **«escalera analgésica»**. Este método se basa en el uso sistemático de agentes opioides, no opioides y adyuvantes administrados por horario de una manera dinámica. Con estas medidas se permite aliviar el dolor en un 85 % a 90 % de los pacientes. El restante se controla con manejo intervencionista.

Esta escalera describe tres peldaños y el manejo establecido será de acuerdo a la intensidad del dolor que presente el paciente. En el primer peldaño se sitúa el dolor leve a moderado aquí el primer paso es la administración de fármacos antiinflamatorios no esteroides (AINE), los cuales son fármacos del tipo de la aspirina, el paracetamol, el ibuprofeno, entre otros. Se utilizan hasta sus dosis máximas o techo analgésico y se pueden agregar otros fármacos denominados «adyuvantes», los cuales van a ser anticomisiales, antidepresivos, esteroides, alfa adrenérgicos u otros.

En el siguiente peldaño se sitúa al dolor moderado, el tratamiento se compondrá de un AINE más un opioide débil como son codeína, dextropropoxifeno, tramadol, y se agrega también un adyuvante, en ese peldaño se pueden utilizar las combinaciones analgésicas que se venden de forma combinada.

En el último peldaño se sitúa el dolor intenso, y el manejo se realiza con un opioide potente como morfina, metadona, hidromorfona, oxicodona, fentanil, además, se agrega un AINE o paracetamol y un adyuvante.

En general, con estos tres escalones se debe controlar, pero en caso necesario se pasa al cuarto escalón donde se realizan procedimientos intervencionistas hasta conseguir el control adecuado del dolor.

La utilización de esta escalera es de forma dinámica, se puede empezar en cualquier escalón de acuerdo a la intensidad del dolor presentado; moverse hacia arriba o hacia abajo en respuesta a ésta y para tener un control adecuado, con los menores efectos adversos posibles.

Fármacos antiinflamatorios no esteroides (AINE)

Los AINE son eficaces en las lesiones y la inflamación de los tejidos. Son particularmente beneficiosos en el dolor provocado por cáncer óseo o metástasis ósea por su efecto antiinflamatorio y debido a que pueden reducir el crecimiento del tumor.

Se deben usar los AINE solos o combinados con opioides si no son lo suficientemente eficaces solos. Los aine no se deben usar si el paciente es alérgico a ellos, y se debería considerar con gran cuidado su uso si existe el riesgo de irritación o hemorragia gastrointestinal, disminución de la función renal, insuficiencia cardíaca o hemorragia como consecuencia de una reducción de la función plaquetaria. Los pacientes mayores son particularmente vulnerables a todos los efectos adversos.

Se debe considerar la protección gástrica, particularmente si el paciente está recibiendo otros fármacos que pueden provocar daño a la mucosa gástrica (por ejemplo, corticoesteroides).

Los AINE selectivos para la ciclooxigenasa-2 (COX-2) provocan un menor grado de irritación gástrica y no reducen la función plaquetaria. Otros efectos adversos son similares a los AINE no selectivos. Los AINE selectivos en para la COX-2 no son más eficaces como analgésicos en comparación con los analgésicos no selectivos.

El médico podría considerar que es necesario administrar **paracetamol (acetaminofen)** cuando los AINE están contraindicados. Es **un analgésico menos eficaz que los** AINE.

Opioides

Por lo general, se agregan opioides a los AINE o al paracetamol (acetaminofen). Los opioides débiles (por ejemplo, codeína, tramadol) pueden usarse solamente si el dolor es moderado, porque tienen una dosis máxima recomendada después de la cual los efectos adversos son mayores al efecto analgésico.

Alrededor del 10 % de los pacientes no pueden metabolizar la codeína ni el tramadol para producir el metabolito opioide activo (morfina o M1). En estos pacientes, estos fármacos tienen poca o ninguna eficacia.

Los opioides fuertes (por ejemplo, la morfina, oxicodona, hidromorfona, fentanil y metadona) **se diferencian de los opioides débiles por tener un rango de dosis mucho más amplio.** Si el dolor puede ser aliviado por un opioide, se puede lograr un mayor efecto aumentando la dosis.

Los opioides de acción prolongada (de liberación controlada o de liberación lenta) **se usan para el dolor estable o basal.** Usualmente se administran dos veces al día por vía oral.

Los opioides de acción rápida y de acción corta se usan para el dolor intercurrente o incidental cuando es necesario (por vía de administración oral, transmucosa o inhalación).

La depresión respiratoria rara vez es un problema porque el dolor estimula el centro respiratorio, y se desarrolla tolerancia a este efecto adverso.

Las náuseas y los vómitos pueden ser un problema, particularmente al comienzo del tratamiento. Las náuseas se tratan con haloperidol, con metoclopramida (si hay también estasis gástrica) o con antagonistas 5-HT3 (si los opioides también han provocado estreñimiento agudo).

El estreñimiento es un efecto adverso común y persistente porque los opioides regulan la función intestinal. La mayor absorción de agua produce el endurecimiento de las heces, lo cual se puede tratar con ablandadores osmóticos de las heces. **Los opioides también provocan espasmo intestinal, lo que hace necesario el tratamiento con laxantes estimulantes.**

El **prurito** (o comezón) es una sensación desagradable que produce el deseo de rascarse.

La sedación, la disforia, las alucinaciones y las pesadillas, así como la sudoración y el prurito, son otros efectos adversos relacionados con los opioides.

La adicción rara vez es un problema ya que el contexto actúa como protección cuando se usan opioides para el control del dolor provocado por el cáncer, que es potencialmente una afección que supone un riesgo para la vida.

El desarrollo de dependencia física es característico de los opioides, que nunca deben interrumpirse de manera abrupta con el fin de evitar los síntomas de abstinencia.

El desarrollo de tolerancia es característico de los opioides. El dolor en sí puede reducir el desarrollo de tolerancia, pero el creciente dolor también hará necesario el aumento de la dosis. La tolerancia puede tratarse aumentando la dosis; cambiando de opioide (la tolerancia cruzada no es total); cambiando la vía de administración (espinal); o agregando otros fármacos, tales como cetamina o clonidina, un agonista $\alpha2$-adrenérgico. **La metadona puede resultar particularmente eficaz cuando se ha desarrollado tolerancia a otros opioides**, tal vez debido a sus efectos no opioides.

La vía de administración preferida es la oral. Se puede considerar el uso del fentanil transdérmico si el dolor es estable, si las dosis de opioides requeridas son moderadas y si la circulación de la sangre a la piel es normal (por ejemplo, el paciente no es caquéctico). Puede considerarse la administración subcutánea mediante infusión continua si el paciente no puede tomar medicamentos por vía oral. Se pueden agregar otros fármacos (por ejemplo, antieméticos) a las infusiones subcutáneas de morfina, oxicodona o hidromorfona.

Se puede considerar la administración de opioides por vía espinal (epidural o subaracnoidea) cuando los métodos menos invasivos no sean eficaces. Los agentes anestésicos locales y la clonidina aumentarán la eficacia de los opioides.

Otros fármacos

Se pueden usar antidepresivos para tratar la depresión y el dolor neuropático. Si el paciente tiene dolor neuropático y depresión, el médico seleccionará un fármaco que pueda aliviar ambos (por ejemplo, antidepresivos de do-

El **dolor neuropático** es causado por una lesión primaria (golpe, daño o herida), o una alteración en el sistema nervioso.

ble acción que inhiban la captación de la norepinefrina y la serotonina).

Se pueden usar anticonvulsivos para aliviar el dolor neuropático. Se han estudiado la gabapentina y la pregabalina en el dolor relacionado con el cáncer (los fármacos fueron eficaces) y en el dolor neuropático inducido por quimioterapia (los fármacos no tuvieron efecto), y actualmente se están estudiando para el dolor provocado por el cáncer óseo. La gabapentina y la pregabalina tienen efectos tranquilizantes que pueden resultar útiles en el dolor del cáncer.

Los corticoesteroides reducen el edema (la hinchazón) y la inflamación y estabilizan las membranas nerviosas. Pueden ser útiles en el dolor provocado por edema (por ejemplo, en el cerebro, espina dorsal o hígado). También alivian las náuseas y aumentan el apetito y mejoran el estado de ánimo.

La cetamina es un antagonista del receptor NMDA que se ha usado en infusiones subcutáneas o intravenosas para aliviar la hiperalgesia y la tolerancia inducida por opioides. Se puede administrar por vía oral, pero su biodisponibilidad oral es baja y variable.

¿Cómo ayudar psicológicamente al paciente CON CÁNCER GÁSTRICO? 18

El «cáncer» se ha convertido en una palabra temida para los que no lo tienen e impronunciable para los que lo padecen. El impacto psicológico que causa el diagnóstico de cáncer puede ser considerado de manera general, como un evento vital estresante que afectará no sólo a la persona que lo padece, sino que también tendrá incidencia en su entorno familiar y social más directo. Como todo suceso estresante, el cáncer no produce el mismo impacto en todos los individuos. Algunos autores relacionan estas diferentes reacciones emocionales con el diagnóstico de cáncer, y podrían estar en función de factores personales como edad, sexo, recursos y habilidades individuales, entre otros. Igualmente, se destacan factores relacionados con la enfermedad como el tipo de cáncer y su localización, condiciones físicas, severidad de los síntomas y factores medioambientales.

Padecer un cáncer puede producir un gran impacto emocional en el paciente, el cual frecuentemente genera una serie de reacciones psicológicas en éste, siendo producto de las diferentes dificultades que la enfermedad implica como los síntomas, tratamientos, las pruebas médicas, etcétera, así como de sus vivencias subjetivas ante ésta (el significado que tiene la situación de tener cáncer, que influye a su vez en su comportamiento e interacción con los demás), sus experiencias previas con situaciones similares, la reacción de otras personas, etcétera.

Ahora bien, la reacción psicológica del paciente surge de la interacción entre diferentes condicionantes externos (circunstancias) y la respuesta que la persona les da en función de su visión del mundo.

Entonces, durante la observación en la consulta, es claro que la expresión emocional es un determinante de la evolución positiva en la conducta del enfermo ante el padecimiento de cáncer, teniendo en cuenta que los pacientes que manifiestan especialmente sus temores desarrollan rápidamente mecanismos de ajuste psicológico que se van desencadenando a lo largo del proceso de afrontamiento, y les provee de cierta estabilidad en general, notándose éste en la presentación de pocos cambios en la alimentación, el desarrollo del trabajo, la convivencia con la familia, y otros aspectos que hacen parte del día a día del desarrollo del paciente.

> El cáncer puede considerarse como una situación que se convierte en una experiencia única que afecta a la persona en su totalidad y a todo su círculo de relaciones personales por el estrés que genera.

Ahora bien, la forma como estos individuos viven su experiencia asociada al cáncer está ligada a la psico-biografía y al contexto personal y social en que se encuentra el paciente al sobrevenir la enfermedad. Igualmente, la experiencia subjetiva de la enfermedad está condicionada por los posibles tratamientos, por las creencias sociales con respecto al cáncer en general y al tipo de cáncer en particular.

La vivencia del cáncer es altamente estresante, debido a que obliga a la persona a enfrentarse con temas tan amplios como la muerte, el sufrimiento, el dolor, el deterioro, la transcendencia, temas en los cuales cada una de las personas afectadas debe encontrar la respuesta y un sentido personal. Para esto debe integrar la enfermedad a su identidad y redefinir sus relaciones consigo mismo, con los otros y con el entorno y, finalmente, con el sentido mismo de su existencia. Más que un acontecimiento estresante aislado, el tener cáncer implica padecer una serie de acontecimientos estresantes.

En el caso del cáncer el afrontamiento se refiere a las respuestas cognitivas y conductuales del paciente ante el cáncer, comprendiendo la valoración (significado del cáncer para el individuo) y las siguientes reacciones (lo que el individuo piensa y hace para reducir la amenaza que supone el cáncer).

En el tiempo que tengo como experiencia destacaría «el espíritu de lucha» como elemento decisivo para un mejor proceso de afrontamiento de la enfermedad. Este espíritu de lucha se revela en acciones como la búsqueda activa de información; percibir la enfermedad como una situación real y no como una amenaza; la búsqueda de apoyo y consideración de alternativas de tratamientos; manifestación de esperanza y construcción de un proyecto de vida.

Al mismo tiempo, existen algunos aspectos del comportamiento del paciente que no facilitan precisamente un proceso positivo de afrontamiento con la enfermedad. Entre éstos se destacan, por ejemplo, la negación de la enfermedad, la cual aunque procura cierta estabilidad al sistema cognitivo y emocional del paciente en un primer momento, no permite afrontar de una manera realista el curso del tratamiento y evolución de la enfermedad; el fatalismo que se interpreta como una resignación pasiva y la percepción de la enfermedad como pérdida y derrota; la preocupación ansiosa que está relacionada con la incertidumbre sobre el control de las posibilidades futuras y la posibilidad de continuar con su proyecto de vida; y el desvalimiento-desesperanza e indefensión, el cual es el resultado de la falta de control sobre la enfermedad.

De esta manera, las personas que padecen cáncer pueden vivirlo como una crisis vital que pone a prueba la capacidad de adaptación del enfermo tanto ante la nueva situación que le ha tocado vivir, como en relación a todos los condicionantes que la acompañan.

Asimismo, normalmente, los pacientes interpretan la situación como una amenaza para diferentes aspectos de su existencia: su vida, su integridad corporal, sus capacidades. También se dan varias circunstancias que resultan difíciles para los pacientes, como la posibilidad de sufrir dolor físico o corporal, la necesidad de enfrentarse con sentimientos como la cólera, el tener que modificar roles sociales y profesionales, la posible separación de la familia, las hospitalizaciones y pruebas diagnósticas, los tratamientos, la necesidad de comprender una nueva terminología médica, tener que tomar decisiones en momentos de estrés, la necesidad de depender de otros, la posibilidad de tener que modificar su concepto del tiempo, perder intimidad física y psicológica, entre otros.

Tomando en cuenta lo anterior, se hace necesario replantear la situación que acompañe el momento de dar un diagnóstico de cáncer, siendo éste un momento importante tanto para la reacción emocional y psicológica inicial frente al hecho, como para el posterior enfrentamiento del curso de la enfermedad.

Además, es necesario llevar a cabo una evaluación integral del paciente que incluya la valoración de su personalidad, estilos de afrontamiento, estado emocional, entre otros. Estos datos permiten diseñar un proceso de acompañamiento individualizado para cada caso particular, permitiendo de esta manera una mayor movilización de recursos psicológicos de cada paciente en su lucha con la enfermedad.

La claridad con la que se expone la información tendrá un impacto psicológico en el paciente y su familia y, a la vez, influirá en la decisión de afrontar o no la enfermedad del cáncer de manera activa o pasiva.

Existen cinco reacciones iniciales tras el diagnóstico de cáncer que sugieren mecanismos de compensación para disminuir el estrés, éstos son:

Negación: el paciente no cree en el diagnóstico que le han informado.

Evasión: el paciente evita hablar del cáncer.

Distorsión: el paciente distorsiona el diagnóstico auto-convenciéndose de que tiene otra enfermedad en lugar de cáncer.

Comparación positiva: el paciente piensa, con optimismo, en los casos de curación.

Búsqueda de información: el desconocimiento del pronóstico y efectos secundarios le genera incertidumbre y ansiedad.

Principales trastornos psicológicos que padecen los pacientes con cáncer

Trastornos del estado de ánimo: la depresión es desgraciadamente muy frecuente entre los enfermos oncológicos. En concreto, la prevalencia media es del 24 %, pudiendo alcanzar hasta el 50 % en los enfermos con leucemias agudas. Los trastornos afectivos pueden interferir en la calidad de vida del enfermo oncológico y con su aceptación y adhesión a los tratamientos prescritos por el médico. A esto se añade que son manifestación de un gran sufrimiento del paciente, independientemente de su intensidad. En ello radica la necesidad de identificar estos sentimientos y de valorar tanto si forman parte de un trastorno emocional mayor como si requieren un tratamiento especializado.

La identificación y diagnóstico de la sintomatología depresiva es compleja en oncología, puesto que con frecuencia es una manifestación de trastornos orgánicos subyacentes o una consecuencia de la administración de determinados fármacos. Determinar si el cansancio o la apatía, el insomnio o la falta de apetito son parte de la enfermedad cancerosa o resultado de su impacto psicológico sobre el paciente puede ser, por tanto, una ardua tarea.

En cuanto a las diferentes modalidades terapéuticas que se aplican en el control de síntomas depresivos, hay tres tratamientos psicológicos que han mostrado su eficacia en la depresión: la terapia de conducta, la terapia cognitiva y la terapia interpersonal.

La terapia de conducta presenta varias modalidades, siendo el programa denominado curso de afrontamiento para la depresión. Este protocolo incluye la realización de actividades agradables, entrenamiento en habilidades sociales, estrategias de autocontrol, entrenamiento en solución de problemas y relación de pareja.

La terapia cognitiva es la terapia cognitivo-conductual, y puede que sea su principio activo.

La terapia interpersonal se centra en cuatro áreas problemáticas: el duelo, las disputas interpersonales, la transición de rol y los déficits interpersonales. El duelo es la pena o tristeza por pérdidas de alguien o de algo valioso. Las disputas interpersonales se refieren sobre todo a los conflictos con personas del entorno cotidiano. La transición de rol en el cambio de un papel social a otro, debido a modificaciones de la edad, del contexto, del estatus social o de otras circunstancias. Cada cambio en este sentido puede suponer una situación potencial de desconcierto, de modo que pese más la pérdida de la posición anterior que la posible ventaja de la nueva. Finalmente, el déficit interpersonal tiene que ver con patrones disfuncionales en la relación con los otros.

Todas estas terapias constan de un programa estructurado del orden de 12 a 16 sesiones. Todas disponen de un manual de aplicación (incluyendo a veces un manual del paciente). Igualmente, todas son susceptibles de su aplicación en grupo, y no sólo como tratamiento agudo sino también como un programa de prevención de recaídas y de seguimiento. Dado que como mínimo, el tratamiento psicológico tiene la misma eficacia que la medicación (y es igualmente efectivo y podría ser incluso más eficiente), sería preferible éste a la medicación en la medida en que trata la depresión en su propio contexto psicosocial y, en todo caso, ahorra los inconvenientes que siguen teniendo inclusive los psicofármacos más seguros.

<u>Trastornos de ansiedad:</u> la prevalencia de ansiedad en enfermos oncológicos oscila entre el 1 % y el 44 %. No obstante, las personas afectadas por cáncer requieren de una intervención para manejar de una forma más adaptable la ansiedad porque no sólo la experiencia de sentirse enfermos genera la reacción de ansiedad, sino que los tratamientos por sus efectos secundarios (cansancio, anemia, anorexia, imagen corporal) y la toxicidad neurológica (deterioro cognitivo, disminución de memoria) aumentan en el paciente la sensación de pérdida de control y del auto-concepto o identidad que tenía antes de enfermar, potenciando su angustia o sufrimiento y mermando su calidad de vida subjetiva.

Entre los trastornos de ansiedad más frecuentes en los pacientes de cáncer se encuentran el trastorno de ansiedad generalizado (TAG) y el trastorno de pánico (TP). Con respecto al trastorno de ansiedad generalizado, se ha puesto de manifiesto que el tratamiento más eficaz es la terapia cognitivo-comportamental, que ha sido diseñada especialmente para el trastorno de pánico. En este enfoque de terapia se suelen incluir los siguientes componentes: un componente educativo acerca de qué es la ansiedad y el pánico, reestructuración cognitiva, alguna forma de exposición, entrenamiento en respiración o en habilidades de afrontamiento. La terapia cognitivo-conductual resulta la más eficaz. La técnica de la relajación, aunque eficaz, no parece suficiente por sí sola. Por esta razón, ha de combinarse con procedimientos cognitivos para habilitar al paciente con el fin de que controle la preocupación.

Con respecto a los tratamientos de psicoterapia y psicofármacos, se compararon la efectividad de los tratamientos cognitivos-comportamentales con los tratamientos solamente farmacológicos. Con mejores resultados en el tratamiento cognitivo-conductual.

Con este panorama nos podemos dar cuenta de que los seres humanos están dotados de unas herramientas para vivir, afrontamos la pérdida de la salud de diversas maneras, en especial cuando la cercanía ante la muerte se convierte en algo casi seguro; de allí que podamos responder de maneras activas, es decir, buscando información y alternativas para continuar la vida o de manera pasiva resignándonos a la preocupación ansiosa, desesperanza y fatalismo esperando la inevitable muerte.

Es mucho más fácil asumir una actitud de resignación y fatalismo que desarrollar una actitud de espíritu de lucha, porque el afrontamiento requiere de esfuerzos cognitivos y conductuales que lleva a cabo una persona para hacer frente o reducir la adversidad de situaciones estresantes que se plantean en un acontecer vital y restablecer el equilibrio.

Las dos funciones que cumple el proceso de afrontamiento es regular las emociones y tratar de cambiar la relación de la persona con el ambiente. Esto permite sobrellevar la penosa enfermedad.

Es importante resaltar que las características personales influyen esencialmente en la capacidad de afrontar no sólo el cáncer, sino también la vida misma. En este aspecto el cáncer actúa en cierto modo como un detonador de situaciones de crisis en la vida de las personas. Estas situaciones llevan a su vez a las personas a tomar diferentes posturas existenciales frente a sí mismos y sus vidas.

Algunos, al encontrarse con esta enfermedad dinamizan sus vidas, comienzan a vivir y actuar de una manera más satisfactoria, reevaluando y mejorando sus proyectos de vida. En cambio, otros que aparentemente estaban bien adaptados a sus vidas cotidianas y creían contar con el control de su existencia, se desploman ante una enfermedad como ésta, dejando a un lado sus proyectos de vida, y se echan a la pena, esperando el final.

Teniendo en cuenta que existen múltiples factores psicológicos, emocionales y de personalidad que determinan las maneras de actuar y enfrentar la enfermedad en los pacientes afectados por cáncer es imprescindible construir una visión más integradora y multidimensional de esta enfermedad, en la que pueden ser considerados a la par con los aspectos fisiológicos, los aspectos psicológicos y emocionales.

Psicoterapia, ¿es necesaria?

Como ya mencioné, padecer cáncer puede producir un gran impacto emocional en el paciente, el cual frecuentemente le genera una serie de reacciones psicológicas, siendo producto de las diferentes dificultades objetivas que tienen que ver con la enfermedad en sí (como son los síntomas, tratamientos, las pruebas médicas, etcétera), así como de sus vivencias subjetivas ante ésta (el significado que tiene la situación de tener cáncer, que influye a su vez en su comportamiento e interacción con los demás), sus experiencias previas con situaciones similares o la reacción de otras personas.

> Las personas que padecen cáncer pueden vivirlo como una crisis vital que pone a prueba la capacidad de adaptación del enfermo tanto ante la nueva situación que le ha tocado vivir, como en relación a todos los condicionantes que la acompañan.

Teniendo en cuenta que existen múltiples factores psicológicos, emocionales y de personalidad que determinan las maneras de actuar y enfrentar la enfermedad en los pacientes afectados por cáncer, es imprescindible construir una visión más integradora y multidimensional de esta enfermedad, en la que los aspectos fisiológicos, los aspectos psicológicos y emocionales pueden considerarse a la par.

¿Qué hay con respecto a la medicina alternativa?

La medicina complementaria y alternativa incluye muchos tipos de tratamiento o terapias para prevenir enfermedades, reducir estrés y evitar efectos secundarios o síntomas desagradables y controlar o curar enfermedades. El tratamiento se llama «complementario» cuando se usa además del tratamiento prescrito por el médico. El tratamiento se llama «alternativo» cuando se usa en vez del tratamiento prescrito por el médico. Estas terapias son bien conocidas. Se ha visto que son usadas por más de la mitad de las personas con cáncer o que han tenido cáncer. Muchas personas van al curandero y compran remedios en las botánicas. Esto puede ayudar a sentirse mejor y recuperarse psicológicamente y espiritualmente. Sin embargo, como mencioné, muchas veces estos tipos de tratamiento pueden causar daño, por eso es importante consultar con el médico tratante y si es posible combinar la terapia con el tratamiento médico.

¿CUÁL ES EL PAPEL DE LA FAMILIA, AMIGOS Y EMPLEADORES EN LA VIDA DEL PACIENTE CON CÁNCER DE ESTÓMAGO?

19

CASI TODAS LAS PERSONAS con cáncer pueden recibir algún tipo de apoyo. El paciente que ha tenido o tiene cáncer necesita personas a las que pueda acudir para que le brinden fuerza y consuelo. El apoyo puede presentarse en diversas formas: familia, amigos, grupos de apoyo, iglesias o grupos espirituales, comunidades de apoyo en línea u orientadores individuales.

Lo que es mejor para el paciente depende de su situación y de su personalidad. Algunas personas se sienten seguras en grupos de apoyo o en grupos de educación. Otras prefieren hablar en un entorno informal, como la iglesia. Es posible que otras se sientan más a gusto hablando en forma privada con un amigo de confianza o un consejero. Sea cual fuere su fuente de fortaleza o consuelo, debe asegurarse de tener un lugar al que recurrir en caso de tener inquietudes.

El cáncer puede ser una experiencia muy solitaria. No es necesario ni conveniente que el paciente trate de lidiar solo con todo. Sus amigos y familiares pueden sentirse excluidos si él decide que no participen de esta experiencia. El paciente debe dejar que tanto ellos como cualquier otra persona que así lo considere puedan ayudarle. Si no sabe a quién recurrir para pedir ayuda, debe buscar un grupo de apoyo que le podría ser de utilidad.

¿QUÉ ES MITO Y QUÉ ES REALIDAD? 20

COMO HE MENCIONADO, cuando se habla de cáncer con familiares y amigos, en general, se transmiten de voz en voz varias afirmaciones que en muchas ocasiones sólo son mitos. Por ello considero necesario aclarar en estas páginas finales algunos de los mitos más recurrentes y más conocidos, así como los más erróneos. Recuerda que cada vez que te acerques a páginas de Internet o recibas correos electrónicos con información respecto al cáncer (o cualquier otro padecimiento o enfermedad) debes consultar con un médico si esto tiene fundamentos científicos, además te sugiero que si visitas páginas electrónicas para conocer más sobre temas médicos revises que estas páginas electrónicas estén respaldadas por instituciones confiables.

Mito: «Si tengo colitis me puede dar cáncer de estómago».
Respuesta: esto es un mito puesto que los procesos inflamatorios del colon no se consideran un factor de riesgo para el cáncer de estómago.

Mito: «Si tengo gastritis me puede dar cáncer de estómago».

Respuesta: esto es una realidad ya que los procesos inflamatorios crónicos del estómago, asociados con otros factores de riesgo como la dieta, el tabaquismo, la obesidad, antecedentes familiares de cáncer de estómago, entre otros, podrían incrementar la probabilidad de que alguien padezca cáncer de estómago.

Mito: «Si tengo reflujo me puede dar cáncer de estómago».

Respuesta: esto es un mito porque hasta el momento no hay evidencia científica que apoye esta hipótesis.

Mito: «Si hay metástasis ya no hay cura».

Respuesta: lamentablemente, cuando hay metástasis la enfermedad ya está en una etapa avanzada por lo que la posibilidad de sobrevida del paciente es muy baja, pero insisto en que cada persona es distinta y reacciona de manera diferente, así que esto tendrá que corroborarse con el médico especialista que lo esté tratando.

Mito: «Si tengo este tipo de cáncer me extirparán el estómago».

Respuesta: esto podría ser una realidad ya que la cirugía ofrece la única probabilidad realista para curar el cáncer de estómago. Pero todo depende del tipo y la etapa del cáncer de estómago.

Mito: «Yo tengo cáncer pero a mis hijos no les puede dar».

Respuesta: esto es un mito ya que las personas con varios parientes de primer grado que han tenido cáncer de estómago tienen mayores probabilidades de padecer esta enfermedad. (Los familiares de primer grado incluyen a los padres, los hermanos o las hermanas, y los hijos).

Mito: «Sólo a los adultos les da cáncer de estómago».

Respuesta: esto es un mito, pues aunque la población adulta es la de mayor riesgo, existen algunas enfermedades hereditarias, poco comunes, que presentan mutaciones puntuales en los genes por lo que se incrementan el riesgo de padecer cáncer de estómago y puede presentarse a edades tempranas.

Mito: «Si una persona tiene mal aliento tiene cáncer de estómago».

Respuesta: esto es un mito, ya que el mal aliento (halitosis) no es un indicador exclusivo del cáncer de estómago, una persona con ese padecimiento debe acudir al médico para que indague cuál es la causa.

CONCLUSIONES

EN LA ACTUALIDAD, el cáncer de estómago sigue siendo el segundo cáncer más frecuente y representa la segunda causa de muerte relacionada con el cáncer en el mundo. En México, el panorama no es diferente, el cáncer de estómago ocupa el segundo lugar como causa de muerte en general y es la primera causa de muerte dentro de las neoplasias de tubo digestivo. A pesar de ello, la incidencia y mortalidad por cáncer gástrico ha disminuido en los últimos cincuenta años, esta disminución puede explicarse por la mejora de las condiciones de vida, de la conservación de los alimentos y por el incremento del consumo de frutas frescas, vitaminas y vegetales.

Nuestra meta a partir de ahora debería ser la medicina preventiva, es decir, debemos prevenir el desarrollo del cáncer. Pese a que en cáncer de estómago aún no es posible implementar medidas de prevención primaria, podemos crear conciencia acerca del problema, y eso es un excelente primer paso. Así que es un buen momento para cambiar nuestra forma de pensar y de actuar frente al cáncer de estómago.

La mejor experiencia que he tenido al escribir esta obra es pensar que podemos brindar un bien a nuestro país, enterar a la población en general de que con pequeños cambios en nuestro actuar y forma de pensar, así como de alimentarnos y cuidar nuestra salud podemos modificar la historia del cáncer. La población puede tomar mejores decisiones y de manera oportuna al estar mejor informada, ya que sabemos que la probabilidad de sobrevivir al cáncer depende de la etapa en que se detecta, y hasta ahora la mayoría de los pacientes son diagnosticados en etapas avanzadas de la enfermedad, lo cual limita las posibilidades de supervivencia.

Bibliografía

Altekruse SF, Kosary CL, Krapcho M, et al (eds). *SEER Cancer Statistics Review*, 1975- 2007, National Cancer Institute. Bethesda, MD, HTTP://SEER.CANCER.GOV/CSR/1975_2007/, BASED ON NOVEMBER 2009 SEER DATA SUBMISSION, POSTED TO THE SEER WEB SITE, 2010.

— American Cancer Society. *Cancer Facts and Figures 2011*. Atlanta, Ga: American Cancer Society; 2011.

— American Joint Committee on Cancer. *Stomach Cancer*. In: ajcc Cancer Staging Manual. 7th ed. New York, NY: Springer; 2010: 117–121.

— Bae J, Lee E, Guyatt G. «Citrus fruit intake and stomach cancer risk: a quantitative systematic review». *Gastric Cancer*. 2008; 11: 23–32.

Bang YJ, Van Cutsem E, Feyereislova A, et al. *Trastuzumab in combination with chemotherapy versus chemotherapy alone for treatment of HER2-positive advanced gastric or gastro-oesophageal junction cancer (ToGA): a phase 3, open-label, ran-*

DOMIZED CONTROLLED TRIAL. LANCET. 2010 AUG 28; 376 (9742): 687-97. EPUB 2010 AUG 19.

—BENDELL J. *LATEST DATA ON THE TREATMENT OF UPPER GASTROINTESTINAL CANCERS.* ASCO EDUCATION BOOK 2008: 184–190.

—BROOKS-WILSON, P. KAURAH AND G. SURIANO ET AL. «GERMLINE E-CADHERIN MUTATIONS IN HEREDITARY DIFFUSE GASTRIC CANCER ASSESSMENT OF 42 NEW FAMILIES AND REVIEW OF GENETIC SCREENING CRITERIA». *JOURNAL OF MEDICAL GENETICS* 2004; 41: 508–517.

—CAPELLE LG, DE VRIES AC, LOOMAN CW, ET AL. *GASTRIC MALT LYMPHOMA: EPIDEMIOLOGY AND HIGH ADENOCARCINOMA RISK IN A NATION-WIDE STUDY.* EUR J CANCER. 2008 NOV; 44 (16): 2470–2476.

—CHIMENOS KÜSTNER E. *ASPECTOS PRÁCTICOS EN LA PREVENCIÓN DEL CÁNCER ORAL.* AV ODONTOESTOMATOL 2008; 24 (1): 61-67.

—III Consenso Mexicano sobre *Helicobacter pylori. Rev Gastroenterol Mex* 2007; 72 (3): 321-338.

CORBELLA E, Vicente jm, Palacín J, et al. *Cáncer colorrectal y gástrico. Cómo informamos a nuestros enfermos.* Cir Esp 2002; 71 (6): 307-13.

CORREA Pelayo, md. «Gastric Cancer: The colombian enigma». *Rev Col Gastroenterol* 2010; 25 (4): 334-7.

CUNNINGHAM D, Allum W, Stenning S et al. *Perioperative chemotherapy vs surgery alone for resectable gastroesophageal cancer.* N Eng J Med. 2006; 355: 11–20.

DE LA TORRE A., Kettenhofen Enríquez W., Roesch Dietlen F. «Guía de diagnóstico y tratamiento del cáncer gástrico. Epidemiología, factores de riesgo, variedades histológicas e historia natural». *Rev Gastro Mex* 2010; 2 (75): 237-39.

DE LA TORRE A., Hernández Guerrero A., Peniche Gallareta LF. «Guía de diagnóstico y tratamiento del cáncer gástrico. Diagnóstico». *Rev Gastro Mex* 2010; 2 (75): 240-42.

DE LA TORRE A., Oñate Ocaña LF, Poot Braga JJ. «Guía para el diagnóstico y tratamiento del cáncer gástrico. Tratamiento». *Rev Gastro Mex* 2010; 2(75): 243-46.

DE NICOLA, cols. *Tratamiento nutricio del paciente con cáncer gástrico.* Cancerología 2007; 2: 337-44.

FUKASE K, Kato M, Kikuchi S, et al. *Effect of eradication of Helicobacter pylori on incidence of metachronous gastric carcinoma after endoscopic resection of early gastric cancer: an open-label, randomised controlled trial.* Lancet. 2008; 372: 392–397.

GONZÁLEZ RJ, Mansfield PF. *Tratamiento adyuvante y neoadyuvante para el cáncer gástrico.* Surg Clin N Am 2005; 8: 1033-51.

GUNDERSON LL, Donohue JH, Alberts SR. Cancer of the Stomach. In: Abeloff MD, Armitage JO, Lichter AS, Niederhuber JE. Kastan MB, McKenna WG, eds. *Clinical Oncology.* 4th ed. Philadelphia, Pa: Elsevier; 2008: 1431–1464.

HOHENBERGER P, Gretschel S. *Gastric cancer.* Lancet. 2003; 362: 305–315.

HUNDAHL SA, Phillips JL, Menck HR. «The National Cancer Data Base report on poor survival of U.S. gastric cancer patients treated with gastrectomy». *Cancer.* 2000; 88: 921–932.

HWANG J. *Resectable esophageal, gastroesophageal and gastric cancers: therapy is distinct for gastric cancer.* ASCO Education Book 2008: 172–176.

INFANTE Cosío G. «Tratamiento farmacológico del dolor por cáncer». *Rev Dig Univ* 2004; 5(2): 2-10.

JEUNG H, Moon Y, Rha S, et al. «Phase III trial of adjuvant 5-flourouracil and adriamycin versus 5-flouroura-cil and adriamycin and polyadenylic-polyuridylic acid (poly a:u) for locally advanced gastric cancer after curative surgery: final results of 15 year follow-up». *Annals of Oncology.* 2008; 19: 520–526.

Kang Y,Chang H, Zang D et al. «Postoperative adjuvant chemotherapy for grossly serosa positive advanced gastric cancer: a randomized phase III trial of intra-peritoneal cisplatin and early mitomycin C plus long term doxifluridine plus cisplatin versus mitomycin-C plus short-term doxifluridine». *J Clin Oncol.* 2008; 26.

Kappas AM, Roukos DH. *Quality of surgery determinant for the outcome of patient with gastric cancer.* Ann Surg Oncol. 2002; 9: 828–830.

Ki Joo Kang, Kyoung-Mee Kim, Byung-Hoon Min, et al. *Endoscopic Submucosal Dissection of Early Gastric Cancer.* G. Gut Liver 2011; 5: 418-426.

Koizumi W., Akiya T., HaraT *et al. S-1 plus cisplatin versus S-1 alone for first line treatment of advanced gastric cancer (spirits trial): a phase III trial.* Lancet Oncol. 2008; 9: 215–221.

Khosravi Shahi P., Pérez Manga G. «Adenocarcinoma gástrico: nuevas opciones terapéuticas». *An Med Interna* Madrid, 2007; 24: 107-108.

Liu JF, Jamieson GG, Wu TC, Zhu GJ, Drew PA. *A preliminary study on the postoperative survival of patients given aspirin after resection for squamous cell carcinoma of the esophagus or adenocarcinoma of the cardia.* Ann Surg Oncol. 2009; 5: 1397–1402.

López Fontana C. «Nutrición y cáncer». En: Astiasarán I, Lasheras B, Ariño AH, Martínez JA. *Alimentos y nutrición en la práctica sanitaria.* Madrid: Díaz de Santos, 2003; 263-92.

López-Rodríguez G. «Nutrientes antioxidantes como agentes preventivos de cáncer, una revisión». *Revista Salud Pública y Nutrición* 2006; 7 (3): 1-8.

MacDonald JS, et al. *Chemoradiotherapy after surgery compared with surgery alone for adenocarcinoma of the stomach or gastroesophageal junction.* New Engl J Med. 2001; 345: 725–730.

Mansfield P, Yao JC, Crane CH. Gastric Cancer. In: Kufe DW, Pollock RE, Weichselbaum RR, Bast RC, Gansler TS, Holland JF, Frei E, eds. *Cancer Medicine.* 6 ed. Hamilton, Ontario: BC Decker; 2003: 1515–1542.

Martínez T, Hernández GA, Rojas CA. «Diet and its association with preneoplastic lesions and gastric cancer in a high-risk area for gastric cancer in Colombia I», 2000-2006. *Rev Colomb Cancerol* 2008; 12(2): 74-88.

Mast Villaseca R, de Lama Salvador E, Valls Duran C. «Estadificación con TC dela neoplasia gástrica». *Radiología abdominal* 2007; 4(3): 24.

Monés J. «Papel del *Helicobacter pylori* en el cáncer gástrico tras gastrectomía parcial por ulcera benigna». *Rev Esp Enferm Dig* 2005; 97(11): 767-77.

Muro K., Boku N., Yamada Y. et al. *Multicenter phase II study of RAD001 for previously treated metastatic gastric cancer: preliminary results.* J Clin Oncol. 2008; 26 (May 20 suppl; abstr 4541).

— National Comprehensive Cancer Network. nccn *Clinical Practice Guidelines in Oncology: Gastric Cancer.* v.2.2010. Accessed at www.nccn.org on November12, 2010.

Nobles D., Brunal B. «A view about the emotional reactions and styles of confrontation of the patients with cancer». *Rev Fac Psicol Col* 2009; 5(8): 101-7.

Ortíz-Olvera N., Morán-Villota S., Gallardo-Wong I. «Validación de método simplificado de la prueba en aliento con urea-c13 para diagnóstico de infección por *Helicobacter pylori*». *Rev Esp Enferm Dig* 2007; 99 (7): 392-97.

PAMPLONA Roger JD. *Alimentos saludables, alimentos nocivos. Guía práctica para conseguir una alimentación saludable y segura.* Madrid: Ed. Safeliz, 2005.

PELAYO CORREA, Piazuelo B. «Gastric cancer: the Colombian enigma». *Rev Col Gastroenterol* 2010: 25(4): 334-37.

PIERART Z., Camila y Jaime Rozowsky N. «Role of diet in the prevention of Gastrointestinal malignancies». *Rev Chil Nutr* 2006; 33(1).

PISTERS PWT, Kelsen DP, Powell SM, Tepper JE. *Cancer of the stomach, In: DeVita VT, Lawrence TS, Rosenberg SA, eds. DeVita, Hellman, and Rosenberg's Cancer: Principles and Practice of Oncology.* 8th ed. Philadelphia, Pa: Lippincott Williams & Wilkins; 2008:1043–1079.

POZZO C. and Barone C. «Is there an optimal chemotherapy regimen for the treatment of advanced gastric cancer that will provide a platform for the introduction of new biological agents?» *Oncologist.* 2008; 13: 794–806.

RIGUEIRO Veloso MT, Rabuñal Rey R, Pértega Díaz S. «Advanced gastric cancer: characteristics presentation and therapeutic possibilities». *Rev Esp Enferm Dig* 2003; 95: 837-843.

RIVERO R., Piqueras JA, Ramos V. «Psicología y Cáncer». *Suma Psicológica* 2008; 15(1): 171-98.

ROBLES-AGUDO F., Sanz-Segovia F., López Arrieta J.M. «Alimentación y cáncer». *Rev Esp Geriatr Gerontol* 2005; 40(3): 184-94.

ROJAS Pedraza O., Sobrino Cossio S., Hernández Guerrero A., *et al.* «Supervivencia en cáncer gástrico en el Instituto Nacional de Cancerología». *Endoscopia* 2007; 19(4): 329-338.

Serrano A., Candelaria-Hernández M., De la Garza Salazar J. «*Helicobacter pylori* y cáncer gástrico». *Cancerología* 2009; 4: 193-204.

Sierraesúmaga Ariznavarreta Luis. «Malnutrición y cáncer: un círculo vicioso». *Enfermería Oncológica* 2006: 7-13.

Sobrino-Cossio S., Rivera-Ramos JF, Huerta-Iga F., Tamayo de la cuesta JL. III consenso mexicano sobre *Helicobacter pylori*. Rev Gastroenterol Mex 2007; 72(3): 321-338.

Sousa H, Pinto-Correia AL, Medeiros R, Dinis-Ribeiro M. «Epstein-Barr virus is associated with gastric carcinoma: the question is what is the significance?» *World J Gastroenterol*. 2008; 14(27): 4347–4351.